Romy Lauche

Die Wirksamkeit von Schröpfen bei chronischen Nackenschmerzen

Romy Lauche

Die Wirksamkeit von Schröpfen bei chronischen Nackenschmerzen

Der Einfluss auf Schmerzen, sensorische Schmerzverarbeitung sowie die Körperwahrnehmung

Südwestdeutscher Verlag für Hochschulschriften

Impressum/Imprint (nur für Deutschland/only for Germany)
Bibliografische Information der Deutschen Nationalbibliothek: Die Deutsche Nationalbibliothek verzeichnet diese Publikation in der Deutschen Nationalbibliografie; detaillierte bibliografische Daten sind im Internet über http://dnb.d-nb.de abrufbar.
Alle in diesem Buch genannten Marken und Produktnamen unterliegen warenzeichen-, marken- oder patentrechtlichem Schutz bzw. sind Warenzeichen oder eingetragene Warenzeichen der jeweiligen Inhaber. Die Wiedergabe von Marken, Produktnamen, Gebrauchsnamen, Handelsnamen, Warenbezeichnungen u.s.w. in diesem Werk berechtigt auch ohne besondere Kennzeichnung nicht zu der Annahme, dass solche Namen im Sinne der Warenzeichen- und Markenschutzgesetzgebung als frei zu betrachten wären und daher von jedermann benutzt werden dürften.

Coverbild: www.ingimage.com

Verlag: Südwestdeutscher Verlag für Hochschulschriften GmbH & Co. KG
Heinrich-Böcking-Str. 6-8, 66121 Saarbrücken, Deutschland
Telefon +49 681 37 20 271-1, Telefax +49 681 37 20 271-0
Email: info@svh-verlag.de

Zugl.: Essen, Universität, Diss., 2012

Herstellung in Deutschland (siehe letzte Seite)
ISBN: 978-3-8381-3353-9

Imprint (only for USA, GB)
Bibliographic information published by the Deutsche Nationalbibliothek: The Deutsche Nationalbibliothek lists this publication in the Deutsche Nationalbibliografie; detailed bibliographic data are available in the Internet at http://dnb.d-nb.de.
Any brand names and product names mentioned in this book are subject to trademark, brand or patent protection and are trademarks or registered trademarks of their respective holders. The use of brand names, product names, common names, trade names, product descriptions etc. even without a particular marking in this works is in no way to be construed to mean that such names may be regarded as unrestricted in respect of trademark and brand protection legislation and could thus be used by anyone.

Cover image: www.ingimage.com

Publisher: Südwestdeutscher Verlag für Hochschulschriften GmbH & Co. KG
Heinrich-Böcking-Str. 6-8, 66121 Saarbrücken, Germany
Phone +49 681 37 20 271-1, Fax +49 681 37 20 271-0
Email: info@svh-verlag.de

Printed in the U.S.A.
Printed in the U.K. by (see last page)
ISBN: 978-3-8381-3353-9

Copyright © 2012 by the author and Südwestdeutscher Verlag für Hochschulschriften GmbH & Co. KG and licensors
All rights reserved. Saarbrücken 2012

Inhaltsverzeichnis

1. **Einleitung** 3
2. **Theoretischer Hintergrund** 4
   - 2.1. Nackenschmerzen 4
     - 2.1.1. Terminologie 4
     - 2.1.2. Epidemiologie 5
     - 2.1.2. Ätiologie und Einflussfaktoren 5
     - 2.1.3. Modell und Befunde 6
     - 2.1.4. Schulmedizinische Therapiemethoden 12
     - 2.1.5. Komplementärmedizinische Therapiemethoden 15
   - 2.2. Schröpfen 16
     - 2.2.1. Geschichte des Schröpfens: Von der Antike bis zur Neuzeit ... 17
     - 2.2.2. Schröpftechniken und Indikationen 20
     - 2.2.3. Stand der Forschung: Wirksamkeit, Nebenwirkungen 22
     - 2.2.4 Hypothesen zur Wirkungsweise des Schröpfens 23
     - 2.2.5. Fragestellung 26
3. **Methoden** 27
   - 3.1. Experimentelles Design 27
   - 3.2. Messmethoden und Messzeitpunkte 28
     - 3.2.1. Visuelle Analogskala (VAS) 28
     - 3.2.2. Schmerz- und Medikamententagebuch 28
     - 3.2.3. Fragebögen 28
     - 3.2.4. Schwellenmessung 30
     - 3.2.5. Körperschema 32
     - 3.2.6. Messzeitpunkte 34
   - 3.3. Patienten 34
     - 3.3.1. Ein- und Ausschlusskriterien 34
     - 3.3.2. Rekrutierung 35
   - 3.4. Versuchsdurchführung 36
     - 3.4.1. Koordinatorin, Studienarzt, Behandler 36
     - 3.4.2. Aufnahme in die Studie 36
     - 3.4.3. Probandeninformation, Einwilligung 37
     - 3.4.4. Randomisierung 38
     - 3.4.5. Intervention 38

3.4.6. Umgang mit Studienabbrüchen 40
3.4.7. Umgang mit unerwünschten Ereignissen 40
3.4.8. Zielkriterien und Statistik 42
4. Ergebnisse **43**
   4.1. Stichprobenbeschreibung 43
   4.2. Studienablauf und Drop Out 45
   4.3. Ergebnisse 47
      4.3.1. Visuelle Analogskala (VAS) 48
      4.3.2. Schmerz und Medikamententagebuch 48
      4.3.3. Fragebögen 51
      4.3.4. Schwellen 60
      4.3.5. Körperschema 63
      4.3.6. Zusammenfassung der Ergebnisse 73
5. Diskussion **74**
   5.1. Zusammenfassung der Ergebnisse 74
   5.2. Interpretation der Ergebnisse 75
      5.2.1. Schmerzen 76
      5.2.2. Beeinträchtigungen 77
      5.2.3. Lebensqualität 78
      5.2.4. Sensorische Schwellen 78
      5.2.5. Körperwahrnehmung 80
   5.3. Zufriedenheit und Sicherheit 83
   5.4. Integration in den bisherigen Wissensstand 84
   5.5. Schwächen der Studie 86
   5.6. Stärken der Studie 87
   5.7. Ausblick 88
6. Zusammenfassung **89**
7. Literaturverzeichnis **90**
8. Anhang **104**
   8.1. Abkürzungsverzeichnis 104
   8.2. Abbildungsverzeichnis 105
   8.3. Tabellenverzeichnis 105
   8.4. Leitfaden qualitatives Interview 107

1. Einleitung

Beschwerden im Schulter-Nacken-Bereich sind unangenehm oder schmerzhaft, sie verringern die Beweglichkeit des Kopfes, sind ein Hindernis im Alltag und mindern die Lebensqualität. Es gibt viele Redewendungen, die die Belastungen durch Nackenschmerzen ausdrücken, sei es, dass „man eine schwere Last schultert", die „Angst einem im Nacken sitzt" oder dass eine schwierige Situation „einem das Genick bricht". Aus ihnen wird zudem deutlich, wie eng ein gemindertes Wohlbefinden und Probleme im Nacken-Schulter-Bereich miteinander verknüpft sind.

Die Ursachen sind vielfältig, der Großteil der Nackenschmerzen entsteht jedoch durch eine hohe einseitige Arbeitsbelastung unter ungünstigen Arbeitsbedingungen, Stress und den mangelnden Ausgleich. Dies schafft ideale Bedingungen für Beschwerden und Schmerzen im Nacken-Schulter-Bereich. Nackenschmerzen werden trotz des häufigen Auftretens jedoch oft vernachlässigt, da sich die Patienten selten primär wegen Nackenschmerzen krankschreiben lassen und somit die statistisch sichtbaren Ausfälle im Vergleich zu Rückenschmerzen relativ gering erscheinen (Cote et al., 2008).

Die aktuellen Leitlinien zur Behandlung chronischer Nackenschmerzen (DEGAM, 2009) umfassen verschiedene konventionelle und alternative Therapiemethoden, diese Verfahren sind jedoch oft nur unzureichend untersucht. Insbesondere die Naturheilverfahren sind in den Leitlinien auffallend unterrepräsentiert, obwohl Nackenschmerzen wie auch Rückenschmerzen zu den häufigsten Erkrankungen zählen, wegen derer komplementäre und alternative Verfahren in Anspruch genommen werden.

Vermutlich eines der ältesten naturheilkundlichen Verfahren ist das Schröpfen, dessen Geschichte bis zu den Anfängen der Medizin zurückreicht. Geschröpft werden Patienten mit den verschiedensten Erkrankungen auch heute noch, insbesondere in asiatischen Ländern, zunehmend auch wieder in Europa. Das Schröpfen hat sich im klinischen Alltag bei Nackenschmerzen durchaus bewährt, bislang existiert jedoch keine einzige Untersuchung, die die Wirksamkeit dieses Verfahrens bei chronischen unspezifischen Nackenschmerzen gezeigt hat.

Mit dieser Dissertation soll nun ein Versuch unternommen werden, die Wirksamkeit zwei verschiedener Schröpftechniken in der Behandlung chronischer unspezifischer

Nackenschmerzen zu untersuchen. Zudem soll der Einfluss des Schröpfens auf mechanische Wahrnehmungs- und Schmerzschwellen sowie die Körperwahrnehmung untersucht werden. Dadurch können wiederum Rückschlüsse auf die Wirkmechanismen gezogen werden.

2. Theoretischer Hintergrund

Im Theoretischen Teil der Arbeit werden sowohl Nackenschmerzen als auch das Schröpfen genauer beleuchtet. Den Abschluss bildet die Fragestellung, die beide Themen zusammenführt

2.1. Nackenschmerzen

Nach einem kurzen Abriss zu Terminologie, Epidemiologie und Ätiologie sollen die wichtigsten Befunde in Bezug auf Nackenschmerzen diskutiert werden. Mit einer Zusammenfassung der aktuellen Therapieoptionen soll das Kapitel Nackenschmerzen beendet und zum Schröpfen übergeleitet werden.

2.1.1. Terminologie

Eine einheitliche Terminologie bezüglich verschiedener Formen von Nackenschmerzen existiert im deutschsprachigen Raum nicht. Es werden Begrifflichkeiten wie HWS Syndrom, Zervikalgie, Zervikalsyndrom oder Zervikobrachialsyndrom verwendet. Eine Empfehlung der International Association for the Study of Pain (IASP) definiert Nackenschmerzen als Schmerzen im Gebiet zwischen der oberen Nackenlinie, dem ersten Brustwirbel und den Ansätzen des Musculus trapezius am Schultergelenk (Merksey, Bogduk, 1994).

Die Ursachen für Nackenschmerzen sind mannigfaltig, neben Traumen können angeborene, degenerative, entzündliche oder systemische Erkrankungen Beschwerden im Nacken- und Schulterbereich auslösen. Liegt den Beschwerden keine spezifische Erkrankung zugrunde, wird meist die Diagnose „unspezifische Nackenschmerzen" gestellt.

Eine weitere Differenzierung findet nach der Beschwerdedauer statt. Hier wird zwischen akuten Schmerzen (bis 3 Wochen), subakuten (4-12 Wochen) und chronischen Schmerzen (mehr als 12 Wochen) unterschieden (Jensen & Harms-Ringdahl, 2007).

2.1.2. Epidemiologie

Nackenschmerzen sind in der Bevölkerung weit verbreitet, die Punktprävalenz beträgt 10-15% (Borghouts et al.; 1999, Bovim et al.; 1994, Hasvold & Johnsen, 1993) und die Lebenszeitprävalenz im Durchschnitt 48.5% (Fejer et al., 2006b), das heißt, ca. jeder zweite Mensch leidet im Laufe seines Lebens unter Nackenschmerzen. Frauen sind häufiger betroffen als Männer (Fejer et al., 2006b) und die Häufigkeit nimmt mit steigendem Alter zu (Hoving et al., 2004). So war in einer Stichprobe bei über 60-jährigen fast jeder Fünfte von erheblichen oder starken Nackenschmerzen betroffen, häufiger traten in dieser Stichprobe nur Rücken- und Gliederschmerzen auf (Gunzelmann et al., 2002). Der Großteil der Patienten mit unspezifischen Nackenschmerzen erholt sich innerhalb von wenigen Wochen, 14% der Betroffenen leiden jedoch regelmäßig oder permanent darunter (Binder, 2007). Obwohl Nackenschmerzen ähnlich häufig wie Rückenschmerzen auftreten, gibt es kaum zuverlässige Schätzungen über das Ausmaß von Ausfalls- und Behandlungskosten. Das Statistische Bundesamt gibt zum Beispiel nur die direkten Behandlungskosten für die Summe aller Rückenleiden (ICD 10, M.45-M.54) an, im Jahr 2008 betrugen sie insgesamt 9 Milliarden Euro (Statistisches Bundesamt, 2010).

2.1.2. Ätiologie und Einflussfaktoren

Die Ursache chronisch unspezifischer Nackenschmerzen kann in vielen Fällen nicht geklärt werden (Borghouts et al., 1998), die Diagnose lautet in der Regel auf Verschleiß oder altersbedingte Degeneration. Ein Zusammenhang zwischen Degeneration und Nackenschmerzen konnte bislang nicht nachgewiesen werden (Borghouts et al., 1998), d.h. degenerative Veränderungen führen nicht zwangsläufig zu Beschwerden, wie eine Erhebung von Okada et al. (2009) zeigt. Sie fanden bei 81.1% der untersuchten Studienteilnehmer zwar Zeichen einer fortschreitenden Degeneration der Halswirbelsäule, aber nur ein Drittel von ihnen entwickelte später tatsächlich Symptome.

Als Ursachen chronisch unspezifischer Nackenschmerzen werden vor allem mechanische Faktoren diskutiert, darunter fallen Nackenzerrungen oder -dehnungen, aber auch haltungs-bedingte muskuläre Funktionsstörungen (Binder, 2007), die durch einseitige körperliche Belastung (Skov et al., 1996) bzw. mangelnde körperliche Bewegung bedingt sein können.

Neben degenerativen und mechanischen Ursachen haben insbesondere die allgemeine und psychische Gesundheit (Linton, 2000; Merskey & Bogduk, 1994), Stress (Karjalainen et al., 2003), der sozioökonomische Status (Siivola et al., 2004) und Rauchen (Hogg-Johnson et al., 2009; McLean et al., 2010) einen Einfluss auf den Krankheitsverlauf.

2.1.3. Modell und Befunde

Es existiert bislang kein umfassendes Modell zur Entstehung und Chronifizierung von Nackenschmerzen, aus diesem Grund wurde ein Modell zur Erklärung von chronischen Schmerzen im Lendenwirbelsäulenbereich (Langevin & Sherman, 2007) übernommen und entsprechend der Besonderheiten von Nackenschmerzen modifiziert. Nach diesem Modell sind verschiedene Faktoren an der Chronifizierung von Rückenschmerzen und wahrscheinlich auch von Nackenschmerzen beteiligt. Entgegen früherer Annahmen sind strukturelle Auffälligkeiten der Wirbelsäule, z.B. Degeneration und Bandscheibenvorfälle, selten kausal für Rücken- oder Nackenschmerzen (Borghouts et al., 1998).

Psychosoziale Faktoren

Psychologische Faktoren spielen in diesem Modell eine nicht zu unterschätzende Rolle. Insbesondere Stress und Ängstlichkeit sind mit Nackenschmerzen eng korreliert (Linton, 2000). Die Folge von Stress bzw. seelischer Anspannung ist eine Sympathikusaktivierung, die automatisierte Schutzreflexe auslöst und mit einem erhöhten Muskeltonus einhergeht. Bei Patienten mit chronischen Schmerzen ist dieses physiologische Reaktionsmuster „hyperaktiv" im Vergleich zu Gesunden, d.h. sie reagieren auf Stresssituationen mit einer überproportional starken Muskelanspannung. Diese Reaktion ist jedoch sehr spezifisch für einzelne Schmerzsyndrome, d.h. bei Patienten mit Rückenschmerzen kommt es vor allem in der Rückenstreckermuskulatur zu einer Tonussteigerung (Flor et al., 1992, Flor et al., 1992, Flor & Turk, 1989), nicht jedoch in der Arm- oder Gesichtsmuskulatur. Dies wurde bereits vor über 20 Jahren im Bio-psycho-sozialen Modell der Entstehung chronischer Rückenschmerzen zusammengefasst (Flor et al., 1987). Eine solche physiologische Prädisposition ist auch bei der Entstehung und Chronifizierung von Nackenschmerzen plausibel, eine erbliche Komponente von Nackenschmerzen wurde bereits von Fejer et al. (2006a) nachgewiesen.

Ein weiterer psychologischer Faktor ist die Angst vor Schmerzen, wenn diese zur Vermeidung von potentiell Schmerz auslösenden oder verstärkenden Bewegungen führt. Dies wurde im sogenannten Fear-Avoidance Modell zusammengefasst (Vlaeyen & Linton, 2000, Lethem et al., 1983). Bei akuten Nackenschmerzen ist eine körperliche Schonung durchaus angeraten, wird sie jedoch über einen längeren Zeitraum beibehalten, kommt es im weiteren Verlauf auch zu einer muskulären Dekonditionierung (Hasenbring & Verbunt, 2010), d.h. Kraft und Beweglichkeit der Muskulatur nehmen ab, wodurch wiederum die Chronifizierung der Nackenschmerzen vorangetrieben wird (Ylinen et al., 2004). Eine körperliche Dekonditionierung führt zudem auch zu einem verringerten psychischen Wohlbefinden und erhöht das Risiko von Depressionen (Hasenbring & Verbunt, 2010; Hurwitz et al., 2005). Dies sollte jedoch nicht zu dem Schluss führen, dass eine Schmerzbewältigung durch Aktivität generell gesundheitsförderlich ist, wie in aktuellen Schmerzmodellen verallgemeinernd formuliert wird (Flothow et al., 2009). Nicht jede Form von Aktivität ist günstig, denn in Verbindung mit kognitiven Strategien wie Ablenkung und Neuinterpretation der Schmerzen verstärkt ein sogenanntes Durchhalteverhalten womöglich die Chronifizierung. Dies gilt insbesondere für „arbeitswütige" Menschen, bei denen anhaltende und einseitige Belastungen, z.B. bei Schreibtischarbeit, zu Verspannungen und dysfunktionalen Haltungsmustern und damit eher zu einer Verstärkung der Schmerzen führen (Hasenbring, 1993; Schiltenwolf & Henningsen, 2006).

Die Prognose ist nicht zuletzt abhängig von den individuellen Kontrollüberzeugungen des Patienten (Flothow et al., 2009; Pfingsten, 2005). Als förderlich gilt eine internalisierte Kontrollüberzeugung, also die Überzeugung, dass die Schmerzen vom Patienten selber beeinflussbar und steuerbar sind. Eine externalisierte Kontrollüberzeugung hingehen, bei der die Verantwortung für das Gelingen der Therapie nur vom Arzt oder Therapeuten abhängt, ist mit einer schlechteren Prognose verbunden, da der Patient in seiner erlernten Hilflosigkeit keine eigenen Beiträge zur Therapie zu leisten vermag.

Psychologische Faktoren wie Stress bzw. Anspannung können also in Verbindung mit einer genetischen und physiologischen „Stressprädisposition" das Auftreten chronischer Nackenschmerzen fördern. Ebenso tragen auch Vermeidungs- und Durchhalteverhalten sowie eine externalisierte Kontrollüberzeugung zur Chronifizierung der Schmerzen bei.

Bewegungsmuster
Auf der körperlichen Ebene führen chronische Schmerzerkrankungen auch zu veränderten Haltungs- und Bewegungsmustern (Langevin et al., 2009). Ein Teil davon mag durch die Angst vor Bewegung bedingt sein, denn selbst bei Gesunden können durch Angst Bewegungsmuster induziert werden, die denen von Rückenschmerzpatienten in starkem Maße ähneln (Moseley et al., 2004). Nackenschmerzpatienten zeigen zum Beispiel eine erhöhte Muskelaktivität der Nackenmuskulatur beim Ausführen von PC-Arbeiten, vor allem wenn sie dabei unter mentalen Druck gesetzt werden (Wahlstrom et al., 2002). Zudem scheinen Nackenschmerzpatienten schlechter als Gesunde in der Lage zu sein, nach Beendigung der Aufgabe diese Muskeln wieder zu entspannen (Johnston et al., 2008).

Nackenschmerzpatienten klagen häufig über funktionelle Einschränkungen im Nackenbereich (Ariens et al., 1999). Darunter fällt zum Beispiel die deutlich eingeschränkte Beweglichkeit des Kopfes, die im Alltag regelmäßig zu Problemen führen kann, u.a. beim Autofahren. Studien konnten aber nicht nur einen reduzierten Bewegungsradius nachweisen (Johnston et al., 2008; Vogt et al., 2007; Woodhouse & Vasseljen, 2008), sondern zudem zeigen, dass auch die Geschwindigkeit und Flüssigkeit der Bewegungsausführung (Grip et al., 2008) und die Genauigkeit beim Wiederherstellen der anfänglichen Kopfstellung nach einer maximalen Bewegung gestört sind (Pinsault et al., 2008). Zum Teil sind davon nicht nur der Nacken, sondern auch die Schultern und Arme betroffen (Paulus & Brumagne, 2008). Außerdem wird angenommen, dass auch Schwindel und Gleichgewichtsstörungen durch Fehlhaltungen unter Nackenschmerzen verursacht werden können (Karlberg et al., 1995).

Muskeln und Bindegewebe
Veränderte Bewegungsgewohnheiten sind jedoch nicht nur mit einem Verlust an Muskelkraft und -beweglichkeit, sondern auch mit Veränderungen im Bindegewebe assoziiert. Schonhaltungen und das Vermeiden von Bewegungen (Hypomobilität) sowie dauerhafte und einseitige Überbelastungen (Hypermobilität) können degenerative Veränderungen des Bindegewebes bedingen (Langevin & Sherman, 2007;

Langevin et al., 2009). So wurde bei Patienten mit Schmerzen im LWS-Bereich mittels Ultraschall festgestellt, dass die Dicke und Steifigkeit des perimuskulären Bindegewebes im Vergleich zu gesunden Personen signifikant erhöht ist. Als Ursachen werden Mikrotraumen, Entzündungen und fibrotische Veränderungen diskutiert, die die Funktionalität des Bindegewebes und der Muskulatur (Langevin et al., 2009), z.B. deren Stoffwechselfunktion, empfindlich stören können. Darüber hinaus wurde bereits gezeigt, dass chronische muskuläre Nackenschmerzen mit einer veränderten und dysfunktionalen Durchblutung der Muskulatur im Bereich des Musculus trapezius einhergehen (Larsson et al., 1999; Strom et al., 2009) und dass der pH-Wert innerhalb muskulärer Triggerpunkte im Nackenbereich bei Patienten mit Nackenschmerzen erniedrigt ist (Shah et al., 2005), dies kann durch die Anreicherung saurer Metaboliten, vornehmlich Laktat, erklärt werden (Rosendal et al., 2004).

Veränderungen im Bindegewebe initiieren ihrerseits Veränderungen der Muskulatur. So konnte gezeigt werden, dass sich im Anfangsstadium der Immobilisierung zuerst das peri- und intramuskuläre Bindegewebe verkürzt und erst in einem zweiten Schritt die Muskulatur nachzieht (Schleip et al., 2006; Williams & Goldspink, 1984). Da das Bindegewebe eine sehr hohe Dichte von Mechanorezeptoren und Nozizeptoren aufweist, spielen diese Veränderungen im Bindegewebe wahrscheinlich auch eine wichtige Rolle in der Schmerzwahrnehmung und -verarbeitung (Schleip, 2003a; 2003b). Außerdem werden über einige dieser Mechanorezeptoren autonome Funktionen ausgeübt, unter anderem die Kontrolle kardiovaskulärer Funktionen (Schleip, 2003a; 2003b).

Neurophysiologie

Tatsächlich sind Nackenschmerzen mit diversen neurophysiologischen Veränderungen assoziiert, durch die sowohl die Empfindlichkeit gegenüber schmerzhaften Reizen als auch die Reaktion auf diese Reize steigt. So lässt sich bei Patienten mit chronischen unspezifischen Nackenschmerzen eine mechanische Hyperalgesie, d.h. eine erhöhte Druckschmerzempfindlichkeit, nachweisen (La Touche et al., 2010). Diese Veränderung scheint jedoch, anders als nach Schleudertrauma, wo Hinweise für eine zentrale Sensitivierung vorliegen (Scott et al., 2005), bei unspezifischen Nackenschmerzen auf den zervikalen Bereich beschränkt zu sein. Die Ursache dieser segmentalen Sensitivierung liegt vermutlich in der chronischen Reizung der Nozizeptoren und den daraus resultierenden neuroplastischen Veränderungen am Nozizeptor oder auf Ebene des Rückenmarks (Jänig, 2005). Auf Rückenmarksebene beispielsweise führt der vermehrte Einstrom von Schmerzinformation zu den Wide Dynamic Range Neurons (WDR-Neuron) des dorsalen Horns zu einer Ausdehnung rezeptiver Felder (LeBars & Cadden, 2007; Musial et al., 2008). Die Ausdehnung rezeptiver Felder ist, neben der Sensitivierung des Rezeptors und Rekrutierung sogenannter stummer Nozizeptoren, ein Hauptgrund für die Entstehung der mechanischen Hyperalgesie.

Infolge der intensiven und anhaltenden Schmerzinformation verschiebt sich zudem der Fokus der Körperwahrnehmung auf den schmerzhaften Bereich, d.h. der Schmerz ist über-repräsentiert und der Körper scheint in vielen Fällen nur noch aus dem Schmerz zu bestehen. Obgleich die Fokussierung auf den Schmerz im akuten Fall biologisch durchaus sinnvoll ist und den Betroffenen zum Rückzug und zur Pflege der Verletzung veranlasst, wirkt sie im chronischen Fall eher dysfunktional und den Schmerz aufrecht erhaltend, zudem gehen diese Veränderungen eindeutig zu Lasten anderer nicht betroffener Körperteile (LeBars & Cadden, 2007).

Durch eine Überrepräsentation des schmerzenden Körperteils kommt es im weiteren Verlauf möglicherweise auch zu einer kortikalen Reorganisation ähnlich wie bei chronischen Rückenschmerzen, wo derartige Veränderungen bereits umfassend untersucht wurden. So konnte z.B. gezeigt werden, dass chronische Rückenschmerzen mit neurochemischen, strukturellen und funktionellen kortikalen Veränderungen einhergehen (Wand et al., 2011). Flor et al. (1997) konnten z.B. bei Rückenschmerzpatienten eine Ausdehnung der kortikalen sensorischen Repräsentation des schmerzhaften Areals bis in benachbarte Areale hinein nachweisen. Dies wirkt sich auch auf die Wahrnehmung von Form, Ausdehnung und Lage des Körpers aus, welche durch somatische und propriozeptive Informationen moduliert wird (Röhricht, 2009a; 2009b). So zeigen neuere Befunde, dass die taktile Genauigkeit oder die Fähigkeit, die Körperumrisse zu erspüren und nachzuzeichnen (Moseley, 2008) beeinträchtigt sind. Patienten mit chronischen LWS-Beschwerden konnten in einer Untersuchung von Moseley (2008) die eigenen Körperumrisse im Rumpfbereich nicht vollständig spüren und wiedergeben, zum Teil war die Wahrnehmung der an den Schmerz angrenzenden Areale auffällig verzerrt. Nach Le Bars (2002) spricht einiges dafür, dass vor allem die Wide Dynamic Range (WDR) Neurone im Rückenmark die Wahrnehmung des eigenen Körpers konstruieren und kontinuierlich modifizieren. Die Körperwahrnehmung ist ohne Frage sehr alltagsrelevant, denn sie stellt die Grundlage für die sensomotorische Exekutive dar (Schwoebel et al., 2001; 2002) und steht somit eng im Zusammenhang mit den veränderten Haltungs- und Bewegungsmustern (Bray & Moseley, 2011).

Die Körperwahrnehmung ist sehr anpassungsfähig, in einer Studie von Gandevia und Phegan (1999) zeigt sich beispielsweise, dass Versuchspersonen bestimmte Körperteile, die lokal betäubt wurden, als geschwollen wahrnahmen und dies zeichnerisch auch vergrößert darstellten. Diese Veränderungen sind jedoch nicht von Dauer und bilden sich in der Regel sehr schnell wieder zurück. Sogar im Fall von chronischen Nackenschmerzen, d.h. einer lang anhaltenden und intensiven Stimulation, ist diese kortikale Reorganisation möglicherweise reversibel, wie die Ergebnisse aus Untersuchungen zum Phantomschmerz vermuten lassen (Birbaumer et al., 1997).

Zusammengefasst bedeutet dies: Chronische Schmerzen induzieren auch Veränderungen auf neurophysiologischer und kortikaler Ebene. Diese haben eine hohe Alltagsrelevanz, da sie die Wahrnehmung und das Verhalten grundlegend beeinflussen können.

Im Folgenden sind alle Veränderungen im Zusammenhang mit Nackenschmerzen noch einmal in einem Schaubild (Abbildung 1) zusammengefasst. Auf die Darstellung von Zusammenhängen und Kausalitäten wurde jedoch bewusst verzichtet, da dies aufgrund der unzähligen Wechselwirkungen zu komplex wäre.

Befunde zum chronischen Nackenschmerz

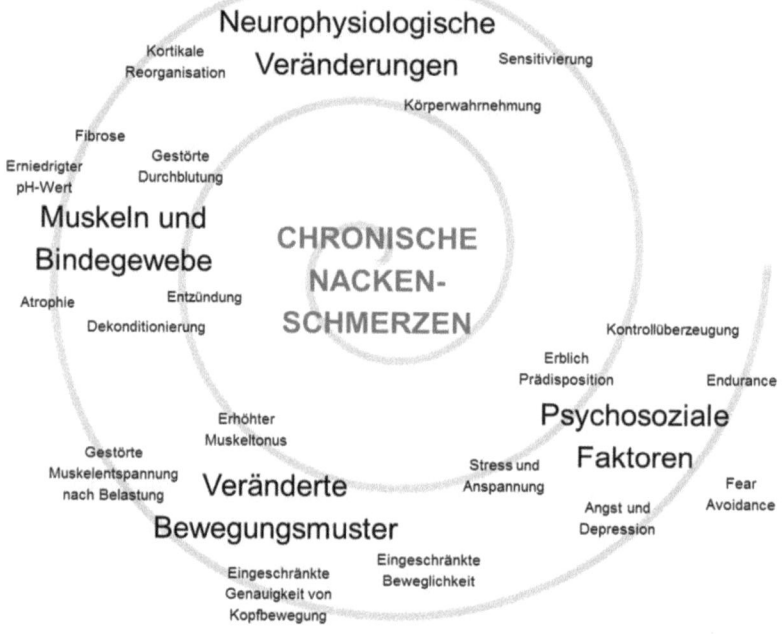

Abbildung 1: Überblick über die Befunde zu chronischen Nackenschmerzen. Alle genannten Faktoren tragen letztlich zur Chronifizierung der Nackenschmerzen bei.

2.1.4. Schulmedizinische Therapiemethoden

Die Behandlung chronischer unspezifischer Nackenschmerzen gestaltet sich oft sehr schwierig. Patienten mit Nackenschmerzen gehen, verglichen mit Patienten mit Rückenschmerzen, insgesamt seltener und später zum Arzt. Dies mag zum Teil dadurch bedingt sein, dass der Großteil der Nackenschmerzen selten durch akute Auslöser bedingt wird, sondern sich oft über einen langen Zeitraum entwickelt, zum anderen scheint bei Patienten mit Nackenschmerzen häufig eine Durchhaltementalität zu herrschen (Schiltenwolf & Henningsen, 2006). Insbesondere an Schreibtischarbeitsplätzen scheinen Nackenschmerzen für viele Betroffene ein unvermeidbares Übel zu sein.

Die schulmedizinische Behandlung chronischer Nackenschmerzen umfasst verschiedene Therapien, deren Wirksamkeit im Allgemeinen nur unzureichend erforscht ist. Meist werden Verfahren, die sich bei Schmerzen im unteren Rücken bewährt haben, auf Nacken-schmerzen angewendet, ohne dass ausreichend Evidenz für deren Wirksamkeit vorliegt. Im Folgenden werden die gängigen schulmedizinischen Behandlungsmethoden zur Behandlung chronischer Nacken-schmerzen vorgestellt und deren Evidenz diskutiert, dazu wird vor allem auf die Leitlinie der Deutschen Gesellschaft für Allgemeinmedizin und Familienmedizin e.V. (DEGAM) (2009) sowie des Philadelphia Panels (2001) zurückgegriffen.

Bewegungstherapie/Krankengymnastik/Physiotherapie
Nach DEGAM Leitlinie (2009) und Philadelphia Panel (2001) kann davon ausgegangen werden, dass Bewegungsübungen und Krankengymnastik die Schmerzen verringern und die Muskelfunktion verbessern können (Empfehlungsgrad A). Für langfristig angelegte dynamische und isometrische Übungen wird eine moderate Langzeitwirksamkeit bei chronischen Nackenschmerzen angenommen, keine Langzeitwirksamkeit jedoch konnte für Haltungstraining, propriozeptives Training sowie Training von geringer Intensität gezeigt werden (Ylinen, 2007), dies schließt jedoch Kurzzeiteffekte nicht aus (Revel et al., 1994). Physiotherapeutische Behandlungen werden empfohlen, sofern sie mit Bewegungsübungen kombiniert werden. Zusammenfassend wird also zu Ausdauer-, Kräftigungs- und Koordinationstrainings im Rahmen einer krankengymnastischen Behandlung geraten. Für die Massage liegen bislang nur unzureichende Befunde vor (Ezzo et al., 2007). Ein multimodales Behandlungskonzept mit Massage scheint immerhin wirksam zu sein, allerdings kann keine Empfehlung für diese Therapieform als Monotherapie getroffen werden (Ezzo et al., 2007). Diese Empfehlungen sind jedoch aufgrund der aktuellen Datenlage eventuell zu überdenken, da eine aktuelle Studie von Sherman et al. (2009) zumindest Kurzzeiteffekte durch Massage nachweisen konnte.

Medikamentöse Therapie
Für die Wirksamkeit einer medikamentösen Therapie als rein symptomatische Behandlung von Nackenschmerzen existierten kaum Belege. Die Ergebnisse vorhandener Studien sind zudem sehr uneinheitlich. Für folgende Therapien ist die

Befundlage bei chronischen Nackenschmerzen unzureichend: Analgetika, nichtsteroidale Antirheumatika (NSAR) und Benzodiazepine (Philadelphia Panel, 2001). Eine Empfehlung kann daher nicht ausge-sprochen werden. Gänzlich abgelehnt werden diverse andere psychotrope Substanzen zur Muskelrelaxation sowie Injektionen mit Botulinustoxin (Langevin et al., 2011). Einzig für Triggerpunktinjektionen mit Lidocain ist eine moderate Wirksamkeit nachgewiesen (DEGAM, 2009; Peloso et al., 2007), aufgrund der Nutzen-Risikoabwägung ist diese Therapie jedoch nur eingeschränkt zu empfehlen. Insgesamt ist die Wirksamkeit einer medikamentösen Therapie bei chronischen Nackenschmerzen nicht ausreichend nachgewiesen.

Manuelle Therapie, Chirotherapie
Für die Wirksamkeit von Manipulation oder Mobilisation als alleinige Therapie liegen keine überzeugenden Befunde vor, beide Therapien scheinen immerhin ähnlich effektiv zu sein (Gross et al., 2010). In Kombination mit Bewegungsübungen sind manuelle Verfahren zumindest kurzzeitig einer alleinigen Manipulation oder Bewegungsübung überlegen, so dass diese Therapiekombination durchaus empfohlen werden könnte (Miller et al., 2010).

Patientenedukation, Psychologische Interventionen, Entspannungsverfahren
Die Wirksamkeit von Patientenedukation konnte bislang nicht belegt werden (Haines et al., 2009). Im Rahmen einer multimodalen Intervention mit manuellen Verfahren und Übungen ist die Edukation positiv mit geringerem krankheitsbedingten Arbeitsausfall, weniger Schmerz bzw. Einschränkungen assoziiert im Vergleich zur Standardbehandlung (Hurwitz et al., 2008). Für Entspannungsverfahren wie die Progressive Muskelentspannung liegen ebenfalls keine klaren Befunde zur Schmerzreduktion vor. Da eine PMR jedoch allgemein stress-reduzierend wirken kann, wird deren Anwendung durchaus angeraten. Für Psychologische Interventionen liegen ebenfalls keine Befunde vor, so dass insgesamt eine Empfehlung für psychologische Interventionen nur mit Einschränkung gegeben wird (DEGAM, 2009).

Weitere Verfahren, deren Wirksamkeit nicht belegt ist, betreffen die Elektrostimulation (TENS) oder Biofeedback. Zur Thermotherapie gibt es bislang keine veröffentlichten Studien, eine Pilotstudie am Lehrstuhl für Naturheilkunde der Universität Duisburg-Essen konnte jedoch zeigen, dass die Anwendung von Wärmeauflagen die Intensität von Nackenschmerzen signifikant verringert (Cramer et al., 2009). Aufgrund des geringen Risikos und der geringen Kosten kann zur Anwendung von

Wärme also durchaus geraten werden, wenn die Patienten die Anwendung als schmerzlindernd wahrnehmen.

2.1.5. Komplementärmedizinische Therapiemethoden

Neben schulmedizinischen Verfahren streben vor allem Patienten mit chronischen und wiederkehrenden Beschwerden häufig naturheilkundliche Behandlungen an (Shmueli & Shuval, 2007). Das Repertoire an komplementärmedizinischen Verfahren ist kaum zu überblicken, für die wenigsten Therapien gibt es jedoch auch wissenschaftliche Belege für deren Wirksamkeit. Im Folgenden sollen daher nur einige Therapien vorgestellt werden, deren Wirksamkeit bereits in Studien untersucht wurde.

Mindfulness-Based Stress Reduction

Eine longitudinale Beobachtungsstudie zu MBSR (Rosenzweig et al., 2010) bei verschiedenen chronischen Schmerzsyndromen ergab eine deutliche Schmerzreduktion der Gesamtgruppe der Nacken- und Rückenschmerzpatienten. Die Aussagekraft ist aufgrund der geringen Anzahl von Patienten und des Studiendesigns zwar begrenzt, aufgrund der allgemein stressreduzierenden Wirkung und dem Erlernen eines besseren Umgangs mit dem Schmerz kann die Teilnahme an einem MBSR-Programm jedoch empfohlen werden.

Yoga

Bislang ist keine Studie zu Yoga bei Nackenschmerzen veröffentlicht. Eine kürzlich durchgeführte randomisierte kontrollierte Studie am Lehrstuhl für Naturheilkunde der Universität Duisburg-Essen zeigte jedoch, dass ein 9-wöchiger Yogakurs zu einer signifikanten Reduktion von Schmerzen und Beeinträchtigungen führt im Vergleich zu reinen Bewegungsübungen, die zuhause angewendet wurden (Cramer et al., 2011).

Akupunktur

Die Studienlage bezüglich Akupunktur bei Nackenschmerzen ist sehr inkonsistent. Es gibt Studien, die zeigen konnten, dass Akupunktur der Massage überlegen ist, dies jedoch nur bezüglich der Kurzzeitwirkung (Irnich et al., 2001). Im Vergleich zur Mobilisation oder Traktion hingegen scheint die Akupunktur nicht überlegen zu sein (Hurwitz et al., 2008). Weiterhin scheint Akupunktur bessere Kurzzeiteffekte als eine Sham-Behandlung zu erzielen (Trinh et al., 2007), Nachweise einer klaren Überlegenheit und langfristigen Wirksamkeit stehen jedoch noch aus. Immerhin kann man bei chronischen Nackenschmerzen eine moderate Empfehlung für Akupunktur geben (White & Ernst, 1999).

Gua Sha

Ein Verfahren der traditionellen asiatischen Medizin, die Gua Sha Massage oder Münzmassage, scheint ebenfalls in der Behandlung von chronischen unspezifischen Nackenschmerzen wirksam zu sein. Eine kürzlich veröffentlichte Studie am Lehrstuhl für Naturheilkunde (Braun et al., 2011) konnte deren Überlegenheit im Vergleich zu einer Wärmeanwendung nachweisen, Langzeiteffekte wurden jedoch noch nicht untersucht.

Schröpfen

Zum Schröpfen in der Behandlung chronischer unspezifischer Nackenschmerzen existieren bislang keine klinischen Studien. Es finden sich jedoch Untersuchungen am Essener Lehrstuhl für Naturheilkunde zum Karpaltunnelsyndrom (Michalsen et al., 2009) und zur Brachialgia paraesthetica nocturna (Ludtke et al., 2006), beides Erkrankungen, bei denen Patienten oft komorbid über Nackenschmerzen klagen. Eine Behandlung mit dem Traditionellen bzw. Blutigen Schröpfen konnte nicht nur die erkrankungsspezifischen Beschwerden, sondern auch die vorhandenen Nackenschmerzen signifikant verringern. Die Aussagekraft dieser Untersuchungen bezüglich der Wirksamkeit bei chronischen unspezifischen Nackenschmerzen ist zwar begrenzt, dennoch liefern diese Studien wertvolle Hinweise für die mögliche Wirksamkeit des Schröpfens bei Nackenschmerzen.

Zusammengefasst konnte gezeigt werden, dass sich sowohl schulmedizinische als auch komplementäre Therapiemethoden zur Behandlung chronischer Nackenschmerzen eignen. Die Evidenz dieser Verfahren ist jedoch in den meisten Fällen noch nicht ausreichend wissenschaftlich untersucht.

2.2. Schröpfen

Im Folgenden werden die Geschichte des Schröpfens, die Techniken und jeweiligen Indikationen, der wissenschaftliche Stand sowie die aktuellen Hypothesen zur Wirkungs-weise dargestellt. Anschließend wird die Fragestellung der vorliegenden Arbeit erörtert.

2.2.1. Geschichte des Schröpfens: Von der Antike bis zur Neuzeit

Das Schröpfen ist eine der ältesten Therapiemethoden der Welt, die in allen Kulturkreisen bereits seit Jahrtausenden existiert (Chirali, 2007). Die ältesten Zeugnisse des Schröpfens stammen aus Mesopotamien um 3300 v.Chr. (Heisel, 2005), dort wurden ärztliche Siegel gefunden, auf denen Schröpfgläser abgebildet sind. Das Schröpfen wurde auch in Ägypten um 1550 v.Chr. verwendet, wie dem ältesten medizinischen Lehrbuch, dem Veterinär Papyrus, entnommen werden kann. Im antiken Griechenland gab es sogar einen Schröpfgott namens Telesphorus, welcher der Sohn des Asklepios war, des Gottes der Heilkunst. Nicht zuletzt finden sich frühe Zeugnisse des Schröpfens auch im asiatischen Raum im Werk von Zouhou Fang um 28 n. Chr., in Indien in den Schriften des Ayurveda, im vorderen Orient in den Schriften von Ahathith von Sahih Buchari und bei fast allen Naturvölkern (Abele, 2003; Aschner & Müller, 1995). Schröpfen ist in einigen Kulturen auch eng mit der Religion verbunden, so soll Hijama (حجامة, arabisch, Schröpfen) bereits vom Propheten Mohammed genutzt worden sein. Hintergrund des Schröpfens ist die instinktive Überlegung, Krankhaftes durch eine künstlich angelegte Öffnung aus dem Körper auszuleiten. Als erste „Schröpfapparate" dienten beispielsweise Tierhörner, die am oberen Ende zum Saugen geöffnet wurden (Chirali, 2007). Später kamen Apparate aus Glas zum Einsatz und in der heutigen Zeit existieren neben mechanischen mittlerweile sogar elektronische Saugapparate.

Von Hippokrates (460-370 v.Chr.) wurde das Schröpfen zur lokalen Ausleitung von Krankheitsstoffen bzw. zur Ableitung dieser Stoffe von entfernten Organen empfohlen. Seinen Werken kann man detaillierte Anleitungen für das Schröpfen bei verschiedensten Erkrankungen entnehmen, wie z.B. bei Kopfschmerzen, Rückenschmerzen, Angina, Lungenentzündung oder Menstruationsbeschwerden etc. Diese Erkrankungen waren seiner Ansicht nach hauptsächlich auf eine fehlerhafte Mischung von Körpersäften zurückzuführen (Aschner, Müller, 1995; http://ebooks.adelaide.edu.au/h/hippocrates//).

Galen (Galenos von Pergamon, 129 bis 199(216) n.Chr.) führte die Ideen von Hippokrates weiter aus und verfasste eine systematische Anleitung über die Indikationen, die Technik und die Wirkungsweise des Schröpfens in seiner Schrift „Die Blutentziehung als Heilverfahren". Neben Schröpfen bediente er sich aber auch anderer ausleitender Verfahren, wie etwa des Abführens oder des Aderlasses (Brain,

2009). Grundlage dieser Ansätze war die sogenannte Humoralpathologie oder Viersäftelehre, nach der der Mensch aus den 4 Säften besteht: Dies sind weiße Galle, schwarze Galle, Blut und Schleim. Die vier Säfte bestehen analog zu den vier Elementen Feuer, Wasser, Erde und Luft, und sie werden jeweils bestimmten Organen zugeordnet. Als Gesundheit wird innerhalb dieser Lehre der Zustand bezeichnet, in dem die vier Säfte in einem ausgewogenen Verhältnis stehen, sind sie jedoch ungleich verteilt oder gar verdorben, äußert sich dies in Krankheit (Müller, 1993). Diese Lehre dominierte die Wissenschaft und Medizin bis über das Mittelalter hinaus. Obwohl auch Paracelsus (1493-1541) die Viersäftelehre als überholt und schädlich erklärte, hielt er dennoch an den ausleitenden Verfahren wie dem Schröpfen fest. Von ihm stammt der berühmte Satz, auf den sich Schröpftherapeuten bis heute berufen: „Wo die Natur einen Schmerz erzeugt hat, da hat sie schädliche Stoffe angehäuft. Ist die Natur nicht imstande, diese selbst auszuleeren, so muss der Arzt an dieser Stelle eine künstliche Öffnung machen, um ihr zu Hilfe zu eilen" (Abele, 2003). Mittels Schröpfen sollten somit die überschüssigen bzw. verdorbenen Säfte beseitigt werden.

Bis zur frühen Neuzeit waren Schröpfen und Aderlass keine medizinischen Therapien, sondern lagen in den Händen von Badern, Barbieren und Wundärzten (Abbildung 2). Die Angst vor ansteckenden Krankheiten wie Syphilis, welche durch die mangelhafte Hygiene bei den Behandlungen übertragen werden konnte, sowie die übermäßige und schädigende Anwendung des Schröpfens als Allheilmittel führte letztlich dazu, dass Schröpfen und andere ausleitende Verfahren kaum mehr in Anspruch genommen wurden. Christoph Wilhelm Hufeland (1762-1836) beklagte bereits im 18. Jahrhundert, dass das Schröpfen zu sehr vernachlässigt würde, bescheinigte er doch diesem Verfahren eine große Wirksamkeit bei verschiedenen Erkrankungen der Ohren, Augen und Lunge (Matejka, 2009). Dies konnte jedoch den Untergang des Schröpfens kaum aufhalten. Im 20. Jahrhundert war das Schröpfen im europäischen Raum so gut wie ausgestorben und wurde erst durch die Konstitutionstherapie von Aschner (1883-1960) wiederbelebt. Seine Werke, die „Aschner-Fibel" (Abele & Stiefvater, 1996; Matejka & Haberauer, 2001) und die „Konstitutionstherapie" (Aschner & Müller, 1995) werden auch heute noch aufgrund der hohen Nachfrage regelmäßig aktualisiert. Die Basis der Konstitutionstherapie bildet die consitutio corporis, d.h. die Verfassung oder die Beschaffenheit des Körpers. Sie ist die Summe aller angeborenen Eigenschaften, die durch verschiedene Faktoren beeinflusst wird, so z.B. durch Umweltreize. Angewandte Therapieverfahren zielen vor allem auf die Veränderung der Lebensführung im Sinne einer Diät und setzen ausleitende Verfahren wie das Schröpfen, den Aderlass oder Fastenkuren ein. Durch diese Form der Allgemeinbehandlung kann es im Einzelfall geschehen, dass eine Lokalbehandlung überflüssig wird, da die Beschwerden durch die allgemeine Behandlung verschwinden.

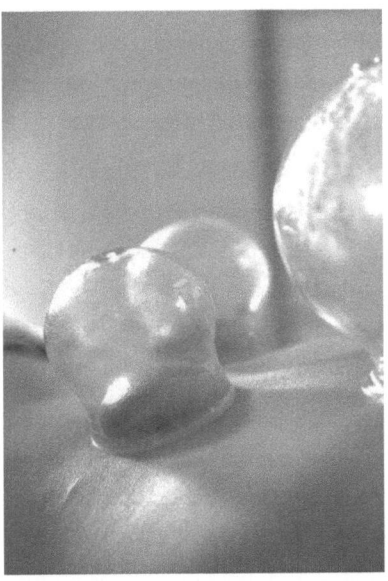

Abbildung 2: Schröpfgläser auf dem Rücken eines Patienten. Durch den Unterdruck saugen sich die Schröpfgläser an der Haut fest. (Copyright Kliniken Essen-Mitte)

Seit einigen Jahren nun erleben das Schröpfen und andere naturheilkundliche Verfahren eine wahre Renaissance. Nachdem Gwyneth Paltrow sich bei der Oscar Verleihung im Jahre 2005 mit deutlich sichtbaren Schröpfmalen am Rücken zeigte, war das mediale Interesse groß und die Schröpftherapeuten verzeichneten eine steigende Nachfrage. Dennoch, Schröpfen war und ist in der konventionellen Medizin beinahe unsichtbar, geschröpft wird in der Regel von Heilpraktikern oder TCM-Ärzten. Die Wissenschaft verzeichnet in den letzten Jahren jedoch ein steigendes Forschungsinteresse, dies spiegeln die aktuellen Studien und Reviews zum Schröpfen wieder. So wurde die Wirksamkeit des Schröpfens bei Karpaltunnelsyndrom (Michalsen et al., 2009), bei Brachialgia paraesthetica nocturna (Ludtke et al.,

2006), bei Rückenschmerzen (Farhadi et al., 2009), bei Migräne (Ahmadi et al., 2008) und bei Herpes Zoster (Cao et al., 2010) untersucht, bzw. die Evidenz zu Schröpfen bei Schmerzen aufgearbeitet (Kim et al., 2009). Im folgenden Abschnitt soll ein Überblick über verschiedene Schröpfmethoden, bisherige Forschungsergebnisse und die Fragestellung dieser Arbeit gegeben werden.

2.2.2. Schröpftechniken und Indikationen

Das Schröpfen beinhaltet unzählige Varianten, die bekanntesten sind das Traditionelle Schröpfen, das Trockene Schröpfen sowie die Schröpfkopfmassage. Diese werden je nach Indikation unterschiedlich angewendet.

Das Blutige Schröpfen ist die traditionelle Form des Schröpfens. Durch eine künstliche Öffnung in der Haut werden Blut und Gewebeflüssigkeiten aus dem Körper herausgezogen. Diese Form des Schröpfens dient der lokalen Ausleerung von Gift- oder Schadstoffen. Sie wird oft als kleiner Aderlass bezeichnet und vor allem dann angewendet, wenn es sich um eine lokale Entzündung oder Kongestion handelt oder ein Aderlass die zu behandelnde Person zu stark schwächen würde.

Mit dem Trockenen Schröpfen soll, anders als beim Blutigen Schröpfen, keine Ausleitung, sondern eine Ableitung von der erkrankten Stelle weg erfolgen (Chirali, 2007). Dies kann in der direkten Umgebung des Krankheitsgeschehens geschehen (Derivation) oder distal, d.h. die Blutfülle soll dann an einen Fernort umgeleitet werden (Revulsion) (Chirali, 2007), um den erkrankten Körperteil zu entlasten. Das Trockene Schröpfen wird außerdem häufig im Sinne einer Gegenirritation eingesetzt, wie es auch bei verschiedenen anderen Therapien der Fall ist, z.B. dem Cantharidenpflaster. Das Trockene Schröpfen eignet sich aber auch, lokal eine Verbesserung der Durchblutung zu erzielen.

Mit dem Schröpfen können weiterhin innere Organe beeinflusst werden. Einzelnen Organen werden dabei über die sogenannten Head'schen Zonen definierte Dermatome des Körpers, z.B. des Rückens, zugeordnet (Head, 1898; Mackenzie, 1911). Die Wirkung auf die einzelnen Organe wird dabei über die viszero-kutane Reflexbögen vermittelt. Die Anwendung des Schröpfens bei inneren Erkrankungen setzt aber umfassende Kenntnisse über die komplexen Zusammenhänge voraus.

Für die einzelnen Schröpftechniken gelten unterschiedliche Indikationen, die genau beachtet werden müssen. Für das blutige Schröpfen muss demnach Plethora (von dem Griechischen Wort πληθώρα „Fülle") vorliegen. Dieser abstrakte Terminus bezieht sich auf verschiedene Symptome, im Zusammenhang mit Nackenschmerzen ist ein solches Symptom die sogenannte heiße Gelose. Eine heiße Gelose bzw. Füllegelose beschreibt eine prallelastisch gefüllte, mindestens handtellergroße „Versulzung" der Haut, die mit einem erhöhten Bindegewebstonus einhergeht (Abele, 2003; Melchart et al., 2002). Durch die Verquellungen des Bindegewebes lassen sich die oberen Hautschichten nur schwer und meist nur unter Schmerzen von den unteren Hautschichten und der Muskulatur abheben und es kommt sehr schnell zu einer Hautrötung (Kibler, 1953). Die Ursachen liegen hier vermutlich in strukturellen Veränderungen des Bindegewebes, z.B. der Faszien (Dicke, 1953; Kohlrausch, 1959; Schade, 1921; Teirich-Leube, 1990). Veränderungen der Faszien wurden bereits bei Patienten chronischen Rückenschmerzen nachgewiesen. Patienten mit Plethora haben meist auch eine kräftige Konstitution mit einem normalen bis erhöhten Blutdruck.

Das trockene Schröpfen wird nur bei sogenannten kalten Gelosen angewendet. Kalte Gelosen sind kleine schmerzhafte Veränderungen im Bindegewebe, sie gehen in der Regel mit einem verminderten Bindegewebstonus einher, d.h. die Bindegewebslager sind lax und schlaff und das Gewebe ist nur unzureichend durchblutet (Melchart et al., 2002). Selbst bei starkem Reiben in diesem Bereich kommt es nur sehr langsam zu einer leichten Rötung. Das trockene Schröpfen eignet sich zudem für Patienten mit einer eher schwachen Konstitution, dies sind Patienten mit einem schmalen Körperbau und einem eher niedrigen Blutdruck, Kinder und ältere Menschen.

Beim trockenen Schröpfen wird das Schröpfglas auf der intakten Haut aufgesetzt. Das Vakuum entsteht dabei entweder durch das Erhitzen mittels Feuer oder durch eine manuelle bzw. mechanische Pumpe. In beiden Fällen übt das Vakuum eine Sogwirkung auf die Haut aus, so dass diese in das Glas gezogen wird. Der Dehnungsreiz erreicht vermutlich auch tiefere Hautschichten und Muskulatur. Dadurch kommt es im Bereich unter dem Glas zu einer Hyperämisierung, die je nach Stärke und Dauer der Behandlung auch zu Schröpfmalen führen kann, die nach einigen Tagen jedoch vollständig verschwunden sind. Beim blutigen Schröpfen wird vor dem Aufsetzen der Schröpfgläser die Haut skarifiziert bzw. angeritzt. Dies kann mittels Lanzette, Schröpfschnepper oder auch eines Skalpells geschehen. Durch diese Öffnung werden dann das Blut sowie Gewebeflüssigkeiten herausgezogen. Das blutige Schröpfen soll sehr entlastend auf das Bindegewebe und den Kreislauf wirken, es wird daher häufig auch bei Erkrankungen des Herz-Kreislauf-Systems angewendet.

2.2.3. Stand der Forschung: Wirksamkeit, Nebenwirkungen

Bislang existieren noch relativ wenige wissenschaftliche Studien zum Schröpfen, ihre Anzahl nimmt in den letzten Jahren jedoch kontinuierlich zu. Die meisten Arbeiten befassen sich mit dem traditionellen Schröpfen, ein Großteil kommt aus dem asiatischen Raum. Für den folgenden Überblick werden nur die deutsch- oder englischsprachigen Arbeiten vorgestellt.

Die Wirksamkeit des traditionellen Schröpfens beim Karpaltunnelsyndrom wurde von Michalsen et al. (2009) untersucht. Das Karpaltunnelsyndrom ist ein klassisches Nervenein-engungssyndrom, bei dem der Mittelarmnerv (Nervus medianus) durch den Druck des Bindegewebsbandes am Handgelenk in seiner Funktion gestört wird. Die Symptome umfassen vor allem Taubheit, Kribbeln, Brenngefühle oder Schmerzen der Finger im Versorgungsgebiet des Nervus medianus. Ein einmaliges Schröpfen über dem Musculus trapezius erzielte eine signifikante Schmerzreduktion sowie einen signifikant verringerten Symptomscore im Vergleich zu einer einmaligen Wärmebehandlung. Diskutiert werden vor allem eine Entlastung des Bindegewebes im Bereich des Trapezius sowie eine verbesserte Nervenfunktion.

Eine Untersuchung von Lüdtke et al. (2006) testete die Wirksamkeit des blutigen Schröpfens bei Brachialgia paraesthetica nocturna, einer Erkrankung mit schmerzhaften Miss-empfindungen in Händen und Armen am Morgen. Dieses Krankheitsbild wird oft als Vorstufe des Karpaltunnelsyndroms interpretiert. Auch hier konnte eine einmalige Behandlung über dem Musculus trapezius Schmerzen und andere Symptome signifikant verbessern im Vergleich zu einer Wartegruppe.

Aus einer iranischen Arbeitsgruppe wurden zwei Studien zum blutigen Schröpfen veröffentlicht. Bei chronischen Rückenschmerzen konnte eine mehrstufige traditionelle Schröpfbehandlung Schmerzen, Einschränkungen und Medikamentenverbrauch im 3-Monats-Follow-Up im Vergleich zur Standardtherapie signifikant verringern (Farhadi et al., 2009). Ähnlich positive Ergebnisse zeigten sich auch in einer Beobachtungsstudie zu Schröpfen bei Migräne (Ahmadi et al., 2008). So verringerte die Behandlung die Anzahl der Migräneattacken um 12.6 Tage im Monat und die Intensität wurde um 66% reduziert.

Aktuellen Reviews zufolge scheint Schröpfen möglicherweise auch bei anderen Schmerz-zuständen wirksam zu sein (AlBedah et al., 2011; Kim et al., 2009), z.B. bei Schmerzen in Zusammenhang mit einer Krebserkrankung oder bei neuralgischen Schmerzen. Schröpfen scheint außerdem bessere Effekte als Medikamente bei Herpes Zoster und der post-herpetischen Neuralgie zu haben (Cao et al., 2009). Insgesamt ist die Qualität der bisherigen Studien jedoch mangelhaft und die Ergebnisse müssen durch weitere, qualitative hochwertige Studien bestätigt werden.

Schröpfen ist, wie alle anderen medizinischen Verfahren, jedoch nicht ohne Nebenwirkungen. Die meisten der Studien berichten zwar keinerlei unerwünschten Ereignisse, dennoch finden sich in der Literatur zahlreiche Fallberichte. So kann es beim feurigen Schröpfen zu Verbrennungen kommen, wenn die Behandlung nicht fachgerecht durchgeführt wird (Kose et al., 2006, Kulahci et al., 2011; Sagi et al., 1988). Berichtet wurden zudem Fälle einer Hämophilie nach Schröpfen (Weng, Hsiao, 2008), einer Eisenmangelanämie (Lee et al., 2008), einer Kardiomyopathie infolge einer Eisenmangelanämie durch wiederholtes blutiges Schröpfen über Jahre hinweg (Sohn et al., 2008), einer Sklerodermie (Peter, 1986) oder eines Schlaganfalls (Blunt & Lee, 2010). Inwieweit das Schröpfen kausal für diese Erkrankungen ist, darüber kann keine Aussage getroffen werden. Schwindelgefühle oder vasovagale Reaktionen werden hingegen häufiger beobachtet (Farhadi et al., 2009), diese können mit den gängigen Theorien zum Schröpfen leicht erklärt werden. Ähnlich wie bezüglich des Wirkungsnachweises bedarf es auch bezüglich der unerwünschten Ereignisse und Risiken noch einiger qualitativ hochwertigerer wissenschaftlicher Untersuchungen.

2.2.4 Hypothesen zur Wirkungsweise des Schröpfens

Bezüglich der Wirkung des Schröpfens gibt es zahlreiche Ansätze und Theorien, die wenigsten sind jedoch wissenschaftlich belegt. Im Folgenden werden die gängigen Theorien vorgestellt, dies geschieht z.T. getrennt für blutiges und trockenes Schröpfen.

Beim blutigen Schröpfen wird die Haut verletzt, um über diese künstliche Öffnung Blut und Gewebeflüssigkeiten aus dem Körper abzuleiten. Diese Verletzung der intakten Haut löst diverse autonome, hormonelle und immunologische Reaktionen aus (Sato, 1997). Es kommt zu einer lokalen Weitstellung der Gefäße (Vasodilatation) durch die Ausschüttung vasoaktiver Substanzen, zu einer gesteigerten peripheren Durchblutung (Ernst & Lee, 1986) und Stoffwechselfunktion, zu einer Ausschüttung von Neurotransmittern, Endorphinen und immunaktiver Substanzen.

Die Ausleitung könnte weiterhin eine Hämodilutation, also eine Blutverdünnung vergleichbar der bei einem Aderlass, zur Folge haben. Allerdings soll es sich bei einer heißen Gelose weitestgehend um ein Extravasat handeln, also um eine ödematöse Schwellung mit Blutanteilen, welche dem Blutkreislauf nicht mehr zur Verfügung stehen. Ursache ist eine Störung des venösen Abflusses, die zu dieser lokalen Kongestion führt (Augustin & Schmiedel, 2003). Das Schröpfblut der heißen Gelose soll erhöhte Toxin-Konzentrationen aufweisen (Schockert, 2009), allerdings ist der wissenschaftliche Nachweis dazu noch nicht ausreichend geführt worden. Es ist jedoch plausibel, dass es innerhalb der heißen Gelose zu einer Anreicherung sauer Metaboliten kommt. Zudem scheinen sich in der heißen Gelose größere Mengen an entzündungsfördernden Stoffen anzusammeln (Chirali, 2007). All das sind Indikatoren für eine gestörte Durchblutung, welche bei Nackenschmerzen im Trapezius-Bereich nachgewiesen wurde (Larsson et al., 1999).

Durch die Ausleitung von Blut und Gewebeflüssigkeiten kommt es zu einer direkten Entstauung und Entlastung des ödematösen Gewebes (Augustin & Schmiedel, 2003). Dies wiederrum regt den kapillären Kreislauf an (Erler, 1952), damit werden die Sauerstoff-versorgung, der zelluläre Stoffwechsel sowie der Lymphfluss verbessert (Chirali, 2007).

Beim trockenen Schröpfen wirken vermutlich andere Prozesse. Da es sich bei kalten Gelosen um ischämische Verhärtungen handelt, die mit einem verlangsamten Stoffwechsel einhergehen (Augustin & Schmiedel, 2003), ist eine Ableitung nicht möglich, es müssen hingegen Durchblutung und Stoffwechsel angeregt werden. Durch das Aufsetzen eines Schröpfglases kommt es zum einen zu einer Hautreizung und einer mechanischen Verschiebung verschiedener Haut-, Muskel- und Bindegewebsschichten gegeneinander (Tham et al., 2006). Das Gebiet bis zu 3 cm unter dem Schröpfglas wird komplett vom Blutkreislauf abgekoppelt (Emerich, 2011), selbst in größeren Arterien kommt es zu einem Strömungsstillstand, welcher das Risiko einer Ischämie oder eines Schlaganfalls beim Schröpfen im Bereich des

Halses erhöht (Blunt & Lee, 2010). Dies deckt sich mit Beobachtungen in Tierexperimenten von Martin Barry im Jahr 1827, der zeigen konnte, dass die Giftwirkung von subkutan verabreichtem Strychnin bzw. Arsen erst dann einsetzte, nachdem die Schröpfgläser wieder abgenommen wurden (Chirali, 2007). Durch die mechanische Hautreizung kommt es außerdem zu einer Degranulierung von Mastzellen. Dies führt zu einer Ausschüttung von Histamin, welches gefäßerweiternd wirkt und die Bildung eines Ödems fördert (Bachmann & Pecker, 1978). Der mechanische Reiz verursacht eine Bewegung der interstitiellen Flüssigkeit in Richtung des Druckgradienten, d.h. zum Schröpfglas hin. Neben der interstitiellen Flüssigkeit tritt auch Blut aus den kleinsten Kapillaren ins umliegende Gewebe aus. Da diese Flüssigkeiten allerdings nicht die äußeren Hautschichten überwinden können, verbleiben sie im subkutanen Fettgewebe (Emerich, 2011). Diese künstliche Extravasate führt dann zu einer leukozytären Entzündungsreaktion, die eine Steigerung von Durchblutung und Stoffwechsel bedingt (Bachmann & Pecker, 1978; Chirali, 2007).

Beim Abbau der roten Blutkörperchen kommt es zudem zu einer Steigerung der Hämoxygenase-1 (HO-1) Gen-Expression, welche mit zytoprotektiven und antinozizeptiven Effekten assoziiert ist (Kwong et al., 2009; Nascimento & Branco, 2007; Nascimento & Branco, 2009; Soares et al., 2009). Nicht zuletzt wird durch die künstliche Extravasate ein Reiz für das Immunsystem gesetzt, so zeigen Beobachtungen bei einzelnen Patienten, dass die Blutsenkungsgeschwindigkeit abnimmt und die Anzahl der Leukozyten zunimmt (Bachmann & Pecker, 1978; Chirali, 2007).

Neueste Befunde zeigen, dass es direkt nach dem Schröpfen bis zu 18 Stunden zu einem Anstieg von Laktat im Fettgewebe kommt. Der Anstieg von Laktat und ein sinkender ph-Wert deuten auf eine grundlegende Veränderung der lokalen Stoffwechselvorgänge durch Schröpfen hin. Interessant ist jedoch, dass diese Reaktion anfangs in die negative Richtung geht, also zunächst eine Verringerung des aeroben Stoffwechsels anzeigt. Allerdings ist bekannt, dass eine Zunahme von Laktat die sympathische Nervenaktivität sowie den Blutdruck im Muskel erhöht (Cui et al., 2008). Die aerobe Kapazität könnte somit reaktiv erhöht werden, ähnlich wie nach einer Muskelbeanspruchung (Emerich, 2011). Es ist also anzunehmen, dass sich das Milieu im Verlauf von mehreren Tagen wieder normalisiert und der Laktatspiegel möglicherweise unter den Ausgangswert vor der Behandlung sinkt. Im Verlauf einer seriellen Behandlung könnte dieser Effekt sich summieren und der Muskel sich über die Zeit zunehmend entspannen.

Zusätzlich scheinen sich beide Schröpftechniken verschiedener unspezifischer Effekte zu bedienen, dies sind vor allem Erwartungseffekte, Kontexteffekte und Konditionierungseffekte (Kim et al., 2009), die auch Bestandteil der Placeboreaktion sind. Allein die Stimulation der Haut kann beispielsweise zu hormonellen und emotionalen Veränderungen bei Patienten führen (Lund, Lundeberg, 2008).

Neben den direkten Effekten auf Haut und Bindegewebe kann mittels Schröpfen auch Einfluss auf einzelne Organfunktionen genommen werden. Es wird angenommen, dass diese Wirkung über cuti-viszerale Reflexbögen vermittelt wird (Abele, 2003). Diese werden jedoch aufgrund Ihrer Komplexität im Rahmen dieser Doktorarbeit nicht dargestellt.

Es konnte also gezeigt werden, dass Nackenschmerzen eng mit psychosozialen Faktoren, Bewegungsmustern, Veränderungen in Muskulatur und Bindegewebe sowie mit neurophysiologischen Veränderungen assoziiert sind. Das Schröpfen als Reflextherapie erzielt seine Wirkung vornehmlich über die Reizung von Haut, Muskeln und Bindegewebe. Für die Wirksamkeit dieses Verfahrens bei chronischen Nackenschmerzen gibt es allerdings bislang keine wissenschaftlichen Untersuchungen.

2.2.5. Fragestellung

Mit den vorliegenden Pilotstudien soll der Einfluss von Blutigem und Trockenem Schröpfen auf chronische unspezifische Nackenschmerzen untersucht werden. Neben Schmerzfragebögen, Fragebögen zu Beeinträchtigungen und Lebensqualität werden auch die Veränderung von mechanischen Berührungs- und Schmerzschwellen getestet, welche Aufschluss über mögliche Wirkprinzipien des Schröpfens liefern können. Über Zeichnungen und qualitative Interviews soll außerdem der Einfluss des Schröpfens auf die Körperwahrnehmung als Korrelat der neurophysiologischen Plastizität untersucht werden. Beide Studien sind als Wartegruppen-kontrollierte Studien konzipiert, es wurden a-priori keine Hypothesen aufgestellt.

3. Methoden

3.1. Experimentelles Design

Bei den vorliegenden Studien zum Blutigen (*BluS*) und Trockenen Schröpfen (*TroS*) handelt es sich um zwei prospektive, randomisierte kontrollierte Pilotstudien mit fester Fallzahl. Die Studiendesigns sind in Abbildung 3 dargestellt. Nach der ärztlichen Anamnese und Indikationsstellung für *BluS* oder *TroS* am Tag 0 (T0) wurden die Patienten innerhalb der jeweiligen Studie in die Behandlungsgruppe Blutiges Schröpfen (BS) bzw. Trockenes Schröpfen (TS) oder die dazugehörige Wartekontrollgruppe Blutiges Schröpfen (KG_BS) bzw. Trockenes Schröpfen (KG_TS) randomisiert (Abschnitt 3.4.4. Randomisierung). Die Patienten erhielten zu T0 ein Tagebuch, in welches sie täglich die Stärke der Schmerzen, Medikamente und sonstige Behandlungen eintragen sollten.

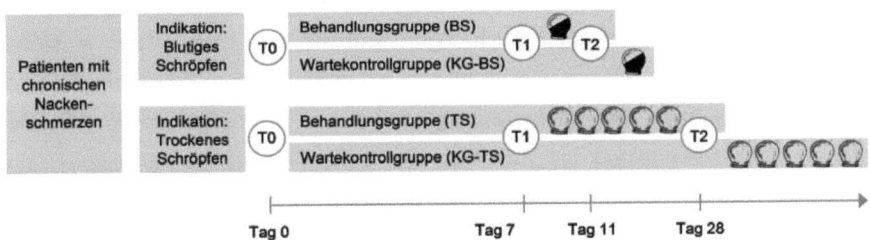

Abbildung 3: Studiendesigns zu *BluS* und *TroS*. Es handelt sich um zwei getrennte Studien, für die gleichzeitig Patienten rekrutiert wurden.

Zu Tag 7 (T1) wurden alle Patienten erneut einbestellt, es wurden Ihnen Fragebögen vorgelegt und die Messungen durchgeführt. BS und TS erhielten anschließend die erste Schröpfbehandlung und es wurden weitere Termine (weitere Behandlungstermine TS im Abstand von 3-4 Tagen) vereinbart. Die Abschlussmessung für *BluS* erfolgte am Tag 11(T2) und für *TroS* am Tag 28 (T2). Nach den Abschlussmessungen erhielten KG_BS und KG_TS die gleiche Behandlung wie BS und TS.

3.2. Messmethoden und Messzeitpunkte

3.2.1. Visuelle Analogskala (VAS)

Die Intensität der Nackenschmerzen im Ruhezustand wurde mittels einer Visuellen Analogskala (VAS) erhoben. Die Patienten sollten hierbei den aktuellen Schmerz von 0 mm = k*ein Schmerz* bis 100 mm = *stärkster vorstellbarer Schmerz* bewerten.

3.2.2. Schmerz- und Medikamententagebuch

Nach Aufnahme in die Studie erhielten alle Patienten ein Schmerztagebuch, in dem sie dreimal täglich die durchschnittliche Stärke der Nackenschmerzen auf einer 11 Punkte-Numerischen-Rating-Skala (0-10, NRS) einschätzen sollten. Im Tagebuch wurden neben den Schmerzen auch die Medikamenteneinnahme, die Schröpftermine bzw. alle anderen Behandlungen über den gesamten Studienzeitraum von T0 bis T2 erfasst.

3.2.3. Fragebögen

Pain Related To Motion (PRTM)

Der subjektiv empfundene Bewegungsschmerz bei vorgegebenen Bewegungen des Kopfes in alle sechs Bewegungsrichtungen wird mit dem *Pain related to Motion Fragebogen* (PRTM) erfasst. Der Schmerz, der durch Flexion, Extension, Rotation und seitliche Flexion des Kopfes ausgelöst wird, soll auf einer 100-mm Visuellen Analog Skala bewertet werden. Zur besseren Verständlichkeit der Instruktionen sind auf dem Fragebogen die jeweiligen Bewegungen graphisch dargestellt. In die Auswertung des maximalen Bewegungs-schmerzes ging bei beiden Studien jeweils die Bewegungsrichtung ein, bei deren Bewegung der Patient den größten Schmerz zu T1 angab.

Neck Disability Index (NDI)

Der NDI (Vernon & Mior, 1991) erfragt die Beeinträchtigungen im Alltag der Patienten, die auf die Nackenschmerzen zurückzuführen sind. Er umfasst dabei die zehn Teilbereiche Schmerzintensität und Häufigkeit von Kopfschmerzen, Störung von Konzentration und Schlaf sowie Einschränkungen bei verschiedenen Tätigkeiten wie Körperpflege, Heben, Lesen, Autofahren, Arbeiten und Freizeitaktivitäten. Der Patient wählt aus sechs Antwortalternativen die Aussage aus, die am besten seine Situation beschreibt. Diese Antwortmöglichkeiten sind aufsteigend mit bis zu 5 Punkten kodiert. Alle Punktwerte werden addiert und zur Normierung mit zwei multipliziert. Die maximal erreichbare Punktzahl beträgt 100 Punkte, höhere Werte bedeuten jeweils eine höhere Beeinträchtigung. Zusätzlich lassen sich die erreichten Punktwerte in sog. Schweregrade einteilen: keine Einschränkung (0-9), geringe Einschränkung (10-29), moderate Einschränkung (30-49), schwere Einschränkung (50-69), komplette Einschränkung (70-100).

Gesundheitsbezogene Lebensqualität (SF-36)

Der SF-36 (Bullinger et al., 1995, Bullinger & Kirchberger, 1998) erfasst die gesundheitsbezogene Lebensqualität in den acht Dimensionen Körperliche Funktionsfähigkeit, Körperliche Rollenfunktion, Körperliche Schmerzen, Allgemeine Gesundheitswahrnehmung, Vitalität, Soziale Funktionsfähigkeit, Emotionale Rollenfunktion und Psychisches Wohlbefinden. Zudem können die körperliche und psychische Gesundheit durch zwei Summenscores berechnet werden. Eine Übersicht und Erläuterung der Skalen ist in Tabelle 1 dargestellt. Der SF-36 existiert in zwei Versionen mit unterschiedlichen Beurteilungszeiträumen. In den Studien wurde zu T1 die Standardversion (Zeitraum 4 Wochen) gewählt und für T2 die Akutversion (1 Woche), da letztere besonders veränderungssensitiv ist (Keller et al., 1997). Alle Daten wurden entsprechend dem SF-36 Handbuch normiert, so dass auf jeder Skala Werte von 0-100 erreicht werden können. Für die Interpretation der Ergebnisse muss darauf geachtet werden, dass höhere Werte immer auch eine höhere gesundheitsbezogene Lebensqualität bedeuten.

Tabelle 1: Skalen des SF-36

Skala	Items	Erläuterung
Körperliche Funktionsfähigkeit	10	Ausmaß, in dem der Gesundheitszustand alltägliche physische Aktivitäten beeinträchtigt
Körperliche Rollenfunktion	4	Ausmaß, in dem physische Probleme Alltagsaktivitäten wie z.B. Hausarbeit beeinträchtigen
Körperliche Schmerzen	2	Ausmaß körperlicher Schmerzen
Allgemeine Gesundheitswahrnehmung	5	Einschätzung der gegenwärtigen Gesundheit allgemein
Vitalität	4	Einschätzung der Vitalität
Soziale Funktionsfähigkeit	2	Ausmaß, in dem der Gesundheitszustand soziale Aktivitäten beeinträchtigt
Emotionale Rollenfunktion	3	Ausmaß, in dem emotionale Probleme Alltagsaktivitäten wie z.B. Hausarbeit beeinträchtigen
Psychisches Wohlbefinden	5	Einschätzung des emotionalen Wohlbefindens
Summenskala körperliche Gesundheit		Aus den Subskalen errechneter Score zur Beurteilung der körperlichen Gesundheit
Summenskala psychische Gesundheit		Aus den Subskalen errechneter Score zur Beurteilung der psychischen Gesundheit

Wahrgenommene Veränderungen des Gesundheitszustandes
Zuletzt wird im SF-36 auf einer 5-stufigen Likert-Skala abgefragt, ob sich die Gesundheit innerhalb eines definierten Zeitraumes verändert hat. Die Zeiträume wurden an die jeweilige Studie angepasst, so dass wahrgenommene Veränderungen immer im Vergleich zu T1 erfragt wurden. Insgesamt stehen fünf Antwortoptionen zur Verfügung, sie umfassen die Kategorien *viel besser, etwas besser, etwa so wie vorher, etwas schlechter* und *viel schlechter*. Die Antworten werden aufsteigend kodiert, höhere Werte induzieren weniger Verbesserung bzw. eine Verschlechterung des Gesundheitszustandes.

Wirksamkeit und Verträglichkeit
Die Fragen zu Wirksamkeit und Verträglichkeit wurden in den Behandlungsgruppen direkt im Anschluss an die Abschlussmessung (T2) erhoben, in den Wartekontrollgruppen wurden sie zunächst per Telefon abgefragt, bei Bedarf wurde allerdings ein Termin mit der Studienärztin vereinbart.

Folgende Fragen wurden gestellt:
- Sind Ihnen während und nach der Behandlung / den Behandlungen irgendwelche Veränderungen aufgefallen? Wenn ja, welche?
- Haben Sie nach der Behandlung / den Behandlungen irgendwelche Nebenwirkungen verspürt? Wenn ja, welche? Wie lange hielten sie an?

Zusätzliche Fragen für die Behandlungsgruppen:
- Wie sehr haben Sie von der Behandlung / den Behandlungen profitiert?
- Würden Sie sich erneut behandeln lassen?
- Würden Sie die Methode des Schröpfens Freunden, Bekannten oder Familienangehörigen empfehlen?

3.2.4. Schwellenmessung

Neben den subjektiven Selbsteinschätzungen der Patienten wurden die Wahrnehmungs- und Schmerzschwellen für verschiedene mechanische Reize erhoben, um Aussagen über die Wirkungsweise der Therapie zu ermöglichen. Diese Methoden sind Bestandteil der Quantitativen Sensorischen Testung (QST) (Rolke et al., 2006a; 2006b), einer standardisierten Testbatterie zur Evaluation der sensorischen Funktionalität. Die QST wird in erster Linie zur Diagnostik neuropathischer Symptome verwendet, die einzelnen Verfahren lassen aber auch Rückschlüsse auf mögliche periphere und zentralnervöse Mechanismen chronischer Schmerzen zu.

3.2.4.1. Methoden

Für die Messung wurden die folgenden Methoden benutzt:

- mechanische Detektionsschwelle (MDT)
- Vibrationsdetektionsschwelle (VDT)
- Druckschmerzschwelle (PPT)

Mechanische Detektionsschwelle (MDT)

Die mechanische Detektionsschwelle wurde mittels von Frey Filamenten (Aesthesiometer, SOMEDIC, Schweden) entsprechend dem QST-Protokoll (Rolke et al., 2006a, 2006b) erhoben. Dazu wurden die unterschiedlich starken Filamente auf den jeweiligen Testbereich mit genau so viel Druck appliziert, bis sie sich verbogen. Dabei wurden Kräfte zwischen 0.26 und 1080 mN ausgeübt. Ausgehend von einer Kraft von 16mN wurde ein immer kleineres Filament aufgesetzt bis der Patient die Stimulation nicht mehr wahrnehmen konnte. Dieser Wert wurde notiert und die Filamente aufsteigend appliziert, bis der Patient die Stimulation wieder spürte. Mit der Grenzmethode (method of limits) wurde der geometrische Mittelwert des Übergangspunktes von fünf ab- und aufsteigenden Serien als individuelle mechanische Detektionsschwelle definiert. Vor der Analyse wurden die Daten logarithmiert, um sie einer Normalverteilung anzugleichen. Dieses Vorgehen entspricht dem Protokoll nach Rolke et al. (2006b)

Vibrationsdetektionsschwelle (VDT)

Die Vibrationsdetektionsschwelle wurde mittels einer Rydel Seiffer Stimmgabel (64 Hz, 8/8 Skala) erfasst. Die in Schwingung gebrachte Stimmgabel wurde dazu auf einem knöchernen Vorsprung platziert (s.u.) bis der Patient die Vibration nicht mehr wahrnehmen konnte. Das arithmetische Mittel von drei Durchgängen wurde als individuelle Vibrationsdetektionsschwelle definiert (Rolke et al., 2006b)

Druckschmerzschwelle (PPT)

Die Druckschmerzschwelle wurde mittels eines Algometers (SOMEDIC, Schweden) entsprechend dem QST-Protokoll bestimmt (Rolke et al., 2006b). Mit dem Algometer wurde auf einer definierten Fläche von 1 cm^2 kontinuierlich der mechanische Druck gesteigert (um 50 kPa/s), bis der Patient das erste Gefühl von Schmerz zusätzlich zum Druckgefühl wahrnahm. Das arithmetische Mittel von drei aufsteigenden Serien wurde als individuelle Druckschmerzschwelle definiert. Vor der Analyse wurden die Daten logarithmiert, um sie einer Normalverteilung anzugleichen.

3.2.4.2. Messpunkte

Die sensorischen Schwellen wurden an vier Stellen gemessen: rechte Hand (HAND), rechter Fuß (FUSS), Schmerzmaximum (MAX) und direkte Umgebung des Schmerzareals (ADJ). Für Hand und Fuß galten standardisierte Punkte wie folgt: Hand: Dorsum manus (MDT), Musculus abductor pollicis brevis (PPT), Malleolus lateralis (VDT); Fuß: Dorsum pedis (MDT), Musculus abductor hallucis (PPT), Processus styloideus ulnae (VDT).

Das Schmerzmaximum (MAX) und die direkte Umgebung des Schmerzareals (ADJ) wurden für jeden Patienten individuell bestimmt. Dazu wurde den Patienten eine Körperumrisszeichnung mit der Instruktion vorgelegt, die schmerzhaften Areale zu kennzeichnen und den Hauptschmerzpunkt hervorzuheben. Im zweiten Schritt wurden diese Zeichnungen durch eine manuelle Untersuchung bestätigt. Sollte der Patient kein Schmerzmaximum (MAX) benennen können, wurde dieses durch den Studienarzt identifiziert, in der Regel entsprach das Schmerzmaximum einem Triggerpunkt auf dem absteigenden Teil des Musculus Trapezius. Die Grenzen des Schmerzareals wurden ebenfalls durch manuelles Abtasten und Nachfragen beim Patienten bestimmt und ca. 2 cm außerhalb des Schmerzgebietes die direkte Umgebung (ADJ) definiert. An diesen beiden Stellen wurden MDT und PPT bestimmt, VDT hingegen wurde im selben Segment über dem Processus spinosus erfasst. Alle Punkte wurden vom Untersucher auf einer Körperskizze vermerkt, um eine exakte Replikation der Messung zu T2 zu gewährleisten.

3.2.5. Körperschema

Mit dem Körperschema wurde die Körperwahrnehmung der Patienten als Korrelat neuroplastischer Veränderungen im Zusammenhang mit chronischen Schmerzen erfasst. Dazu wurden die Patienten vor und nach Therapie aufgefordert, die Umrisse ihres Körpers zu zeichnen, wie sie ihn in diesem Moment spürten. Dieses Vorgehen wurde von Moseley (Moseley, 2008) übernommen und für den Nackenbereich angepasst. Vorgegeben waren Kopf, Arme und Hüfte (siehe Abbildung 4), zu ergänzen waren der Schulter-Nackenbereich, der Rumpfbereich sowie die Wirbelsäule. Die Zeichnung in Lebensgröße wurde in Augenhöhe aufgehängt. Dies sollte es den Patienten erleichtern, ihr Körperempfinden ohne Anstrengungen 1:1 auf die

Zeichnung zu übertragen. Die Auswertung der Körperschemazeichnungen erfolgte sehr explorativ auf einer beschreibenden Ebene.

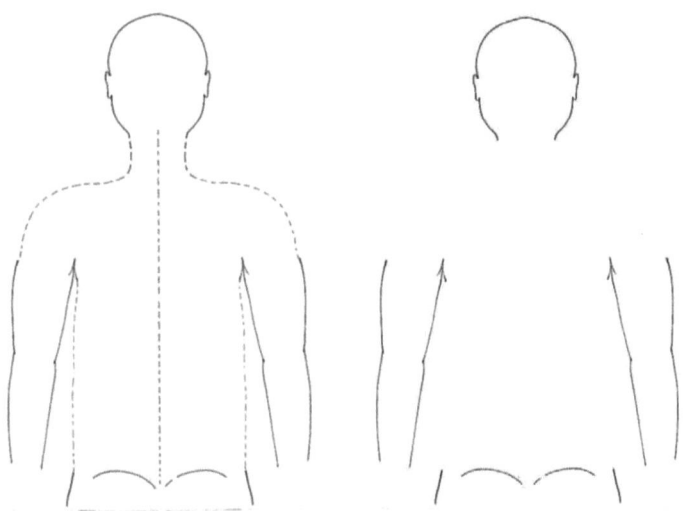

Abbildung 4: Vorlage für die Körperschemazeichnung. Die gestrichelte Linie entspricht dem Bereich, den der Patient vervollständigen musste. Die Patienten erhielten die rechte Vorlage, in dieser waren die gestrichelten Linien nicht mehr vorhanden.

In einem zweiten Schritt wurden dann Interviews mit einer Stichprobe von sechs Patienten durchgeführt um die Bedeutung der Zeichnungen, den Einfluss der Schmerzen auf den Alltag sowie den Einfluss der Behandlung zu untersuchen. Dazu wurde ein Interviewleitfaden entwickelt (siehe Anhang), der neben allgemeinen Fragen zur Körperwahrnehmung auch Fragen zum Alltag und zum Umgang mit Schmerzen enthielt. Die Interviews von maximal 30 Minuten Dauer wurden mit einem Diktiergerät (Olympus VN_8600PC) aufgezeichnet und anschließend wortwörtlich transkribiert. Jedes Interview erhielt eine Nummer entsprechend der Randomisierung und die Zeilen des Interviews wurden fortlaufend nummeriert. In einer interdisziplinären Interpretationsgruppe erfolgte die Auswertung mittels qualitativer Inhaltsanalyse nach Mayring (Mayring, 2008). Dies beinhaltete das Extrahieren von Kategorien aus den Interviews, den Abgleich der Kategorien zwischen verschiedenen Beurteilern, die Zusammenfassung der Kategorien sowie deren Prüfung auf Plausibilität. Die Angabe von Zitaten erfolgt immer nach dem Schema: Versuchspersonennummer / Zeilennummer des Zitatanfangs.

3.2.6. Messzeitpunkte

In Tabelle 2 ist eine Übersicht über die Messzeitpunkte und die an diesen Zeitpunkten erhobenen Daten dargestellt.

Tabelle 2: Übersicht über die Messzeitpunkte. *Die Fragen zu Wirksamkeit und Verträglichkeit sowie eine abschließende Bewertung der jeweiligen Behandlung in den Wartekontrollgruppen wurden telefonisch erfasst, bei Bedarf erfolgte eine abschließende ärztliche Untersuchung.

	Screening	T0	T1	T2
Anamnese	X	X		
Ärztliche Untersuchung		X		
Aufklärung, Einwilligung		X		
VAS		X	X	X
Schmerz-, Medikamententagebuch		X	X	X
Erwartungshaltung		X		
PRTM			X	X
NDI			X	X
SF-36			X	X
MDT, VDT, PPT			X	X
Körperschema			X	X
Wirksamkeit, Verträglichkeit				X*
Abschlussgespräch				X*

3.3. Patienten

Bislang existieren keine Studien zur Effektivität der Schröpfbehandlung bei chronischen unspezifischen Nackenschmerzen. Aus der klinischen Erfahrung ist jedoch bekannt, dass es sich bei beiden Therapieverfahren um hoch wirksame Behandlungen handelt, wie auch die Studie von Michalsen et al. (Michalsen et al., 2009) belegt. In dieser Studie ergab sich bei Patienten mit Karpaltunnelsyndrom und den komorbid vorliegenden Nackenschmerzen eine Effektstärke von Cohens d=1.09. Die benötigte Anzahl an Probanden beträgt bei diesem angenommenen Effekt, einem $\alpha=0.05$ und einer Power von 0.95 bei einem zweiseitigen Test n=46. Um eventuelle Drop-outs auszugleichen, wurde für jede Studie eine Probandenzahl von 50 festgelegt.

3.3.1. Ein- und Ausschlusskriterien

Für die Teilnahme an der Studie mussten die Patienten folgende Einschlusskriterien erfüllen:
- Alter von 18-75 Jahren

- Diagnose: Nackenschmerzen seit mind. drei Monaten an mind. fünf von sieben Tagen mit einer Intensität von mind. 40 mm auf der Visuellen Analogskala (100 mm)
- Entsprechender Konstitutionsbefund (siehe Abschnitt 3.4.2. Aufnahme in die Studien)

Von der Teilnahme ausgeschlossen wurden Patienten, wenn ein oder mehrere der folgenden Ausschlusskriterien erfüllt waren:

- Nackenschmerzen, sofern diese durch angeborene Fehlbildungen, Traumen, rheumatische oder maligne Erkrankungen hervorgerufen wurden (ausgeprägte Skoliose, Lordose oder Kyphose, Schleudertrauma, akuter Bandscheibenvorfall, ausgeprägte Osteoporose, onkologische Erkrankungen, rheumatoide Arthritis)
- Radikuläre Symptomatik
- Hauterkrankung im zu behandelnden Areal
- Hämophilie oder Antikoagulationstherapie (ASS, Marcumar)
- Regelmäßige Einnahme von Opiaten oder Corticosteroiden
- Invasive Therapiemaßnahmen innerhalb der letzten vier Wochen (Infiltrationen, Akupunktur, Chiropraktische Manöver) oder im letzten Jahr (Operation am Rücken)
- Schwere behandlungsbedürftige Komorbiditäten (insulinpflichtiger Diabetes, onkologische Erkrankungen ohne Remission, psychiatrische Erkrankungen)
- Bei Frauen: Schwangerschaft
- Gleichzeitige Teilnahme an anderen klinischen Studien

Behandlungen mit Physiotherapie, Krankengymnastik, Massagen, Wärmeanwendungen sowie Schmerzmedikamente mit Ausnahme von Opiaten oder Corticosteroiden waren gestattet, soweit die Behandlung in den vier Wochen vor und im Verlauf der Studie nicht modifiziert wurde.

3.3.2. Rekrutierung

Die Patienten wurden durch Artikel in der lokalen Presse sowie über einen Aufruf auf der Webseite der Klinik für Naturheilkunde und Integrative Medizin rekrutiert. Nach einem telefonischen Screening der Ein- und Ausschlusskriterien wurden geeignete Patienten zu einem Termin in die Klinik einbestellt.

3.4. Versuchsdurchführung

Die Studienprotokolle wurden der zuständigen Ethik-Kommission der Medizinischen Fakultät der Universität Duisburg-Essen zur Begutachtung vorgelegt und von dieser genehmigt (Nr. 09-3985, 09-3986). Die Untersuchung fand im Einklang mit den Grundsätzen der Deklaration von Helsinki (zuletzt novelliert 2002 in Washington) statt.

Die Studie Trockenes Schröpfen wurde im Zeitraum von 07/2009 bis 12/2009, die Studie Blutiges Schröpfen von 07/2009 bis 07/2010 durchgeführt. Studienzentrum war die Klinik für Naturheilkunde, Knappschafts-Krankenhaus, Am Deimelsberg 34a, 45276 Essen.

3.4.1. Koordinatorin, Studienarzt, Behandler

Studienplanung, -koordination sowie die Datenerhebung wurden von der Autorin übernommen. Ärztliche Untersuchungen sowie Behandlungen waren Aufgabe des Studienarztes.

3.4.2. Aufnahme in die Studie

Zu Beginn wurden Patienten, die ihr Interesse an der Studienteilnahme bekundet hatten, in einem telefonischen Vorgespräch über den Hintergrund und den Ablauf der Studie informiert. Mit ihrem Einverständnis wurden dann Ein- und Ausschlusskriterien abgefragt, um die Eignung für die Studienteilnahme festzustellen. Mit geeigneten Patienten wurden im Anschluss die Termine für die ärztliche Untersuchung (T0) vereinbart. Für nicht geeignete Patienten wurde auf Wunsch eine Informationsmappe zu ambulanten und stationären Behandlungsmöglichkeiten in der Naturheilkunde erstellt, da diese Patienten oft einen hohen Leidensdruck hatten und explizit diese Informationen anfragten.

Die Anamnese sowie die körperliche Untersuchung wurden vom zuständigen Studienarzt vorgenommen. Die Untersuchung beinhaltete eine ausführliche Anamnese, eine klinisch neurologische Untersuchung zum Ausschluss einer radikulären Symptomatik sowie eine Bindegewebsdiagnostik mit Berücksichtigung der individuellen Konstitution (diagnostische Untersuchung siehe folgender Abschnitt).

Um die Patienten einer der beiden Therapien zuzuordnen, wurde der Zustand der Haut und des Bindegewebes unter Berücksichtigung der Konstitution beurteilt. Das diagnostische Vorgehen beinhaltete die Bewertung von Bindegewebstonus und Veränderungen im Bindegewebe durch Palpation sowie die Testung mittels der sog. Kibler-Falte. Bei diesem Test wird die Haut mit Daumen und Zeigefinger abgehoben und die Falte zwischen den Fingern über den Rücken abgerollt (Kibler, 1953).

Ein verminderter Bindegewebstonus, d.h. laxe, schlaffe Bindegewebslager, eine verminderte Durchblutung des Gewebes und eventuell vorhandene kleine schmerzhafte Veränderungen im Bindegewebe (Myogelosen) waren Indikatoren für das Trockene Schröpfen (Melchart et al., 2002), ebenso wie ein schmaler Körperbau und ein niedriger Blutdruck. Ein erhöhter Bindegewebstonus hingegen, d.h. ein prallelastisch gefülltes oder verquollenes Bindegewebe (Indurationen), welches sich nur schwer und unter Schmerzen von der Muskulatur abheben lies, sowie eine schnelle Rötung nach einem Teststrich mit der Daumenkuppe (Abele, 2003; Melchart et al., 2002) waren neben einem kräftigen Körperbau und einem normalen bis erhöhten Blutdruck typische Indikatoren für das Blutige Schröpfen.

Bestanden Zweifel an der Zuordnung zur jeweiligen Therapie, wurde die Meinung eines zweiten Studienarztes eingeholt und gemeinsam eine Therapieentscheidung getroffen. Für den Fall, dass keine der beiden Therapien zum Beschwerdebild des Patienten passte, wurde der Patient von der Teilnahme an diesen Studien ausgeschlossen.

Da nicht auszuschließen war, dass sich diese Merkmale auch auf den Schmerzverlauf und die Ergebnisse der mechanischen Schwellenmessungen auswirken, wurde jedem der Therapiearme eine eigene Kontrollgruppe zugeordnet, um deren Vergleichbarkeit zu gewährleisten. Die Randomisierung sowie die weitere Studiendurchführung wurden im weiteren Verlauf in beiden Studien unabhängig voneinander durchgeführt.

3.4.3. Probandeninformation, Einwilligung

Geeignete Versuchspersonen wurden vor dem Einschluss in die Studie über die Ziele der jeweiligen Studie sowie über den genauen Ablauf der Untersuchungen und Behandlungen mündlich und schriftlich unter Hinweis auf die Freiwilligkeit der Teilnahme aufgeklärt, und sie gaben schriftlich ihr Einverständnis zur Teilnahme an der Studie. Ihnen wurden dazu ausreichend Bedenkzeit sowie die Möglichkeit für Nachfragen eingeräumt.

3.4.4. Randomisierung

Die Randomisierung erfolgte direkt nach Studieneinschluss zu T0, geeignete Patienten wurden innerhalb der Studien jeweils 1:1 in Behandlungsgruppe oder Wartekontrollgruppe randomisiert. Die Randomisierungslisten dazu wurden mittels Zufallszahl-Funktion in Excel erstellt. Pro Patient wurde ein verschlossener Umschlag vorbereitet, diese Vorbereitung oblag einem wissenschaftlichen Mitarbeiter, der weder in die Durchführung noch in die Auswertung der Studien involviert war. Sobald ein Patient in die Studie aufgenommen wurde, wurde der Randomisierungsbrief geöffnet und der Patient der jeweiligen Gruppe zugeteilt. Der einliegende Briefbogen wurde zu Dokumentationszwecken archiviert

3.4.5. Intervention

Die Anzahl und die genaue Durchführung der Intervention wurden vor Studienbeginn durch ein Konsensusgespräch mit dem Leiter der klinischen Prüfung, den Studienärzten sowie den praktikzierenden Therapeuten der Klinik für Naturheilkunde festgelegt. Für das Blutige Schröpfen wurde eine Behandlung als ausreichend angesehen, für das Trockene Schröpfen wurde hingegen eine Serie aus fünf Behandlungen empfohlen. Alle Behandlungen fanden in den Räumlichkeiten der Klinik für Naturheilkunde statt und sie wurden im Liegen durchgeführt. Während der Behandlungen verblieben die Patienten 5-15 Minuten allein im Behandlungszimmer, der behandelnde Arzt befand sich jedoch immer in Rufnähe.

3.4.5.1. Blutiges Schröpfen

Sowohl das Blutige als auch das Trockene Schröpfen wurden vom Studienarzt durchgeführt. Die Patienten wurden gebeten, den Oberkörper bzw. die zu behandelnden Areale freizumachen und sich bäuchlings auf die Behandlungsliege zu legen. Die Liege wurde dem jeweiligen Patienten angepasst, so dass ein bequemes Verweilen für 20 Minuten möglich war. Die Behandlungspunkte waren nicht standardisiert, stattdessen wurden für jeden Patienten Gelosen bzw. myofaszialen Triggerpunkte diagnostiziert und auf der Haut mit einem Hautschreibstift markiert. Die Schröpfbehandlung wurde dann nach dem folgenden Schema durchgeführt: Desinfektion der Haut, Skarifikation der Haut an den Behandlungspunkten mittels einer Einmal-Blutzuckerlanzette, Erhitzen handelsüblicher Schröpfgläser (2-6 Gläser, Ø 25-50mm) durch das Abbrennen von Watte im Glas, Platzierung der Gläser auf den zu behandelnden Arealen, Entfernen der Schröpfgläser nach 10-15 Minuten. Durch die Skarifikation wurden dem Körper lokal Blut und Gewebeflüssigkeiten entzogen, diese sammelten sich im Schröpfglas. Bei der Entfernung der Schröpfgläser war die Flüssigkeit in der Regel koaguliert und die Wunde bereits versiegt. Die maximal entnommene Menge an Blut und Gewebeflüssigkeiten betrug geschätzte 100ml. Die Wunden wurden mit einem sterilen Einmalverband abgedeckt, um mögliche Nachblutungen zu verhindern. Nach der Behandlung hatten die Patienten Zeit nachzuruhen, um so eine eventuell auftretende vorübergehende Kreislaufreaktion abzufangen. Die Patienten erhielten mündlich Ratschläge zur Unterstützung der Wundheilung (keine Vollbäder, nicht schwimmen gehen, schonende Hautpflege) und wurden einige Tage später erneut einbestellt.

3.4.5.2. Trockenes Schröpfen

Der Ablauf des Trockenen Schröpfens entsprach weitestgehend dem des Blutigen Schröpfens, allerdings wurden die Schröpfgläser (4-10 Gläser, Ø 25-50mm) auf die intakte Haut aufgesetzt und nach 10-15 Minuten wieder entfernt. Diese Behandlung wurde im Abstand von jeweils drei bis vier Tagen wiederholt. Nach dem Entfernen der Schröpfgläser blieben häufig sogenannte Schröpfmale zurück, die durch kleine Einblutungen aus den Kapillaren ins Unterhautgewebe entstanden. Diese Schröpfmale waren im Durchschnitt nach zwei bis vier Tage komplett resorbiert.

Sowohl beim Blutigen als auch beim Trockenen Schröpfen wurden alle Gerätschaften entsprechend dem Hygieneprotokoll maschinell gereinigt, desinfiziert und sterilisiert, Blutzuckerlanzetten sowie anderes Verbrauchsmaterial wurde nach einmaligem Gebrauch im Sondermüll entsorgt.

3.4.5.3. Wartekontrollgruppen

Die Patienten der Wartekontrollgruppen erhielten zunächst keine Behandlung. Sie wurden angehalten, die bisherigen Behandlungen unverändert weiterzuführen, sofern die Behandlungen in den Ausschlusskriterien nicht explizit erfasst waren. Sie wurden lediglich gebeten, dies im Schmerztagebuch zu vermerken. Im Anschluss an die letzte Messung (T2) wurden ihnen dann die gleichen Behandlungen wie in den Behandlungsgruppen angeboten und Behandlungstermine vereinbart.

Für die Wartekontrollgruppen gab es keinen festen Termin mit der Studienärztin für die Therapiekontrolle. Innerhalb des Trockenen Schröpfens wurden die Patienten im Verlauf der Behandlungsserie mündlich nach ihrem Eindruck der Wirksamkeit befragt. Für die Blutig-Schröpfen-Wartekontrollgruppe gab es zunächst einen Telefontermin, um eine Rückmeldung der Patienten zu erhalten. Bei Bedarf konnte aber anschließend ein Kontrolltermin mit dem Studienarzt vereinbart werden, dieses Angebot wurde jedoch nur in wenigen Fällen (3x) in Anspruch genommen.

3.4.6. Umgang mit Studienabbrüchen

Im Verlauf der Studie gab es Patienten, welche die Studie vorzeitig beendeten. Der Großteil dieser Patienten (*BluS*: N=5, *TroS*: N=4) trat vor T1 zurück, eine Patientin verließ die Studie während der Behandlungen aufgrund einer Symptomverschlechterung.

Da in neun Fällen (*BluS*: N=5, *TroS*: N=4) keine Fragebögen und Messungen von T1/T2 vorlagen, konnten diese Daten nicht in die Analyse aufgenommen werden. Die Daten der Patientin, die die Studie im Verlauf abgebrochen hatte, wurden mit dem jeweils zuerst erhobenen Wert vervollständigt (last observation carried forward). Keiner der Studienabbrecher zog explizit seine Einwilligung zur Verwendung der Daten zurück.

3.4.7. Umgang mit unerwünschten Ereignissen

Im Verlauf der Studie zum Blutigen Schröpfen kam es bei zwei Patientinnen zu folgenden unerwünschten Ereignissen.

Patientin A tolerierte die Behandlung selbst gut, am Folgetermin berichtete sie jedoch, dass ihre Nackenschmerzen sich verschlimmert hätten. Sie berichtete auch verstärkte Kopfschmerzen sowie ein pulsierendes „Schwimmgeräusch" im linken Ohr. Aus diesem Grund wurde ein erneuter Termin mit dem Studienarzt vereinbart. Die vorläufige Diagnose lautete auf eine Blockade im HWS Bereich hin, es wurde vereinbart, dass die Patientin erneut bei ihrem Orthopäden vorstellig wird.

Patientin B klagte direkt nach Behandlung über Schwindelgefühle und Übelkeit, die auch nach mehreren Minuten nicht nachließen. Blutdruck und Puls waren normal. Die Untersuchung durch den Studienarzt ergab eine vorübergehende vegetative Reaktion als Folge der Behandlung. Die Patientin bekam die Möglichkeit, in einem stillen Raum auszuruhen, befand sich jedoch die ganze Zeit in Rufnähe zum Studienarzt. Nach ungefähr 4 Stunden fühlte sich die Patientin soweit wieder fit, dass sie nach Rücksprache mit dem Studienarzt nach Hause entlassen wurde. Es wurde ein erneuter Termin mit dem Studienarzt vereinbart. Dort gab sie an, dass Übelkeit und Schwindelgefühle nicht mehr bestünden, ihre Schmerzen nach der Behandlung jedoch schlimmer als vorher seien, auf einer VAS war diese Verschlechterung allerdings nicht nachweisbar. Vom Studienarzt wurde eine alternative Behandlung vorgeschlagen, die sie jedoch nicht wünschte.

Aufgrund dieser zeitlichen Häufung von unerwünschten Ereignissen wurde am 09.12.09 eine Ad-hoc-Kommission einberufen. An diesem Gremium nahmen der Leiter der klinischen Prüfung, die Studienkoordinatorin, die Studienärzte sowie zwei externe Mitglieder der Karl und Veronica Carstens-Stiftung teil. Die Teilnehmer der Kommission kamen überein-stimmend zu dem Schluss, dass es sich um unerwünschte Ereignisse handelte, die im Zusammenhang mit dem blutigen Schröpfen auftreten können, die jedoch vorübergehend und nicht schwerwiegend waren. Es wurden folgende Maßnahmen beschlossen:

- Die beiden betroffenen Probandinnen wurden erneut kontaktiert, um festzustellen, ob die Symptome noch vorhanden, bzw. noch einmal aufgetreten waren. Patientin A berichtete, ihre Schmerzen seien jetzt wieder wie vor der Behandlung. Patientin B gab an, dass die Schmerzen sich verbessert hätten, sie jedoch noch druckempfindlich im Schmerzbereich reagiere.
- Es wurde ein ausführlicher Berichtsbogen für unerwünschte Ereignisse eingeführt.
- Alle Teilnehmer der Wartekontrollgruppe wurden innerhalb von zwei Tagen nach Behandlung noch einmal telefonisch kontaktiert und ein Termin für eine ärztliche Nachkontrolle angeboten.
- Ein Amendement zum Studienprotokoll wurde in Erwägung gezogen. Da es jedoch keine identifizierbaren Risikofaktoren für derartige Reaktionen gab und keine schwer-wiegenden unerwünschten Ereignisse vorlagen, wurde einstimmig darauf verzichtet.

Alle Gesprächsinhalte und Entscheidungen wurden protokolliert. Im weiteren Studienverlauf traten keine weiteren unerwünschten Ereignisse auf.

3.4.8. Zielkriterien und Statistik

Primäres Zielkriterium war die Intensität der Nackenschmerzen auf der Visuellen Analogskala (VAS) nach Behandlung. Die Auswertung erfolgte mittels einer Kovarianzanalyse (ANCOVA). Die Werte zu T2 dienten als abhängige Variable, die Gruppenzugehörigkeit als unabhängige Variable und die Werte zu T1 als Kovariate.

Sekundäres Zielkriterium war die Veränderung der Intensität der Nackenschmerzen entsprechend dem Schmerztagebuch (NRS). Die Tage 0 bis 7 wurden jeweils gemittelt und als Baseline definiert. Die Schmerzratings nach T1 gingen in der BS Studie tageweise in die Analyse ein, sie wurden als Tag1-Tag4 nach dem Schröpfen definiert. Beim Trockenen Schröpfen hingehen wurden jeweils die Ratings zwischen zwei Behandlungen gemittelt und als Schmerz nach der ersten Schröpfbehandlung (TS1), nach der zweiten Schröpfbehandlung (TS2) usw. bis TS5 definiert. Dieses Vorgehen wurde gewählt, da die Intervalle zwischen den Behandlungen nicht einheitlich waren. In KG_TS wurden die Schmerzratings standardmäßig alle 3,5 Tage gemittelt.

Die Auswertung der Tagebücher in *BluS* und *TroS* erfolgte mittels Kovarianzanalyse mit Messwiederholung. Die Ratings an den Tagen nach Behandlung (BS: Tag1-Tag4) bzw. zwischen den Behandlungen (TS: TS1-TS5) wurden als abhängige Variablen, die Gruppenzugehörigkeit als unabhängige Variable und die Baseline (Ø Tag 0-7) als Kovariate definiert. Im Fall einer signifikanten Interaktion wurden Einzelanalysen gerechnet.

Für die Schmerzmedikation wurde die relative Anzahl an Tagen während des Studienzeitraumes analysiert, an denen Medikamente jedweder Art eingenommen wurden. Das gleiche Vorgehen wurde für die parallelen Behandlungen gewählt.

Die Analysen zum maximalen Bewegungsschmerz (PRTM), zu Beeinträchtigungen im Alltag (NDI), zur Lebensqualität (SF-36) sowie zu allen mechanischen Schwellen (MDT, PPT, VDT) erfolgten ebenfalls mittels ANCOVA. Die Werte zu T2 dienten als abhängige Variable, die Gruppenzugehörigkeit als unabhängige Variable und der Wert zu T1 als Kovariate.

Die Frage zur Wahrnehmung von Veränderungen des Gesundheitszustandes (SF-36) wurde mittels Mann Whitney U Test ausgewertet. Dazu wurde die mittlere Rangsumme der Antworten gebildet und zwischen den Gruppen verglichen.

Alle Analysen wurden mit dem Programm SPSS 17.0 durchgeführt. Als Signifikanzniveau wurde ein α von 5% festgelegt, aufgrund des Pilotcharakters der Studien erfolgte jedoch keine Korrektur für multiples Testen. Eine Intention-to-treat Analyse wurde durchgeführt, d.h. fehlende Daten von Patienten wurden mit zuletzt erhobenen Werten ersetzt, dies betraf eine Patientin in TroS. Von 5 (BluS) bzw. 4 (TroS) Patienten lagen keine Daten zu T1 vor, sie gingen nicht in die Analyse ein.

4. Ergebnisse

4.1. Stichprobenbeschreibung

Dem Studienplan entsprechend nahmen jeweils 50 Patienten mit chronischen Nackenschmerzen an den Studien BluS und TroS teil. Innerhalb dieser Studien wurden die Teilnehmer 1:1 in Behandlungsgruppe (BS, TS) und Wartekontrollgruppe (KG_BS, KG_TS) randomisiert. Das durchschnittliche Alter aller Probanden betrug 56.0 ± 9.5 Jahre (BluS) bzw. 50.5 ± 11.9 Jahre (TroS), die Spannweite reichte von 23 bis 72 Jahren. Weitere soziodemographische und klinische Daten sind in Tabelle 3 dargestellt. Zwischen den jeweiligen Behandlungsgruppen und dazugehörigen Wartekontrollgruppen gab es keine Unterschiede im Alter, auch nicht in der Geschlechterverteilung. Die Stichprobe war zum Großteil weiblich, nur ungefähr 1/4 der Teilnehmer waren Männer. Auffällig ist, dass die Patienten in BluS älter waren, ein höheres Gewicht, einen höheren BMI sowie einen höheren Blutdruck aufwiesen als die TroS-Patienten. Diese Befunde spiegeln möglicherweise den Einfluss der Konstitutionsmerkmale in der Zuweisung zu einer der Behandlungen wieder, siehe Diskussion.

Tabelle 3: Baselinecharakteristika (Soziodemographie, klinische Daten). Innerhalb BluS gab es keine Gruppenunterschiede, in TroS gab es einen signifikanten Unterschied in der Körpergröße und einen tendenziellen Unterschied bezüglich Gewicht, nicht jedoch bezüglich BMI. Diese Unterschiede sind wahrscheinlich darauf zurückzuführen, dass in TS doppelt so viele Männer waren wie in KG_TS. Zwischen den Studien zeigten sich ebenfalls deutliche Unterschiede in Alter, Gewicht, BMI und Blutdruck.

SOZIODEMOGRAPHISCHE DATEN	BS (N = 25) MW ± SD	KG_BS (N = 25) MW ± SD	P	TS (N = 25) MW ± SD	KG_TS (N = 25) MW ± SD	P
Alter (Jahre)	54.8 ± 9.6	57.2 ± 9.4	0.393	48.9 ± 11.9	52.1 ± 12.0	0.348
Geschlecht (F/M)	18/7	16/9	0.544	17/8	21/4	0.185
Systole (mmHg)	133.8 ± 10.2	134.3 ± 12.8	0.855	125.5 ± 13.3	123.0 ± 10.1	0.486

Diastole (mmHg)	82.8 ± 7.1	83.2 ± 6.8	0.839	77.6 ± 8.2	75.5 ± 7.5	0.371
Puls (x/min)	74.4 ± 8.8	74.6 ± 8.6	0.923	73.3 ± 10.7	71.2 ± 8.7	0.474
Körpergröße (m)	1.71 ± 0.1	1.70 ± 0.1	0.834	1.74 ± 0.1	1.69 ± 0.1	**0.027**
Gewicht (kg)	84.3 ± 17.1	78.9 ± 15.6	0.246	76.1 ± 16.4	68.8 ± 9.4	0.077
Body Mass Index (kg/m²)	28.9 ± 5.6	27.1 ± 4.3	0.203	24.9 ± 4.0	24.1 ± 3.1	0.473

In Tabelle 4 sind weiterhin alle Fragebogenwerte zur Baseline (T1) dargestellt. Die durchschnittliche Intensität der Nackenschmerzen (VAS) betrug 44.2 ± 17.8 (*BluS*) bzw. 43.9 ± 19.3 (*TroS*). Die Patienten litten durchschnittlich seit 11.2 ± 10.9 (*BluS*) bzw. 7.2 ± 6.9 Jahren (*TroS*) an Nackenschmerzen, die Dauer variierte zwischen 4 Monate bis 45 Jahre. Es zeigte sich zudem, dass *BluS*-Patienten eine längere Schmerzhistorie als *TroS*-Patienten hatten, dies könnte auch mit dem höheren durchschnittlichen Lebensalter der *BluS*-Patienten zusammenhängen. Die Beeinträchtigungen durch die Nackenschmerzen (NDI) betrugen durchschnittlich 30.5 ± 10.4 (*BluS*) bzw. 28.3 ± 12.6 Prozentpunkte (*TroS*), was laut Definition einer leichten bis mittleren Beeinträchtigung im NDI entspricht.

Die Erwartung der Patienten an die Therapie ist ebenfalls in Tabelle 4 dargestellt. Es zeigt sich, dass die durchschnittliche Erwartung in den Behandlungsgruppen größer war als in den Kontrollgruppen, diese Unterschiede waren jedoch nicht signifikant. Aus diesem Grund wurde die Erwartung nicht als Kovariate in die Analysen einbezogen.

Tabelle 4: Baselinecharakteristika (Fragebögen).

BASELINE	BS (N = 22) MW ± SD	KG_BS (N = 23) MW ± SD	P	TS (N = 22) MW ± SD	KG_TS (N = 24) MW ± SD	P
Nackenschmerzen (VAS)	44.9 ± 18.2	43.6 ± 18.8	0.810	45.5 ± 20.9	42.3 ± 18.0	0.578
Schmerztagebuch Baseline (NRS)	4.8 ± 1.1	4.6 ± 1.4	0.552	4.5 ± 1.6	4.4 ± 2.0	0.869
Tage unter Medikation (%)	9.1 ± 14.3	13.0 ± 23.6	0.502	4.6 ± 10.2	17.9 ± 27.7	**0.036**
Tage mit Behandlung (%)	4.5 ± 18.0	2.5 ± 9.4	0.635	0.6 ± 3.0	2.4 ± 9.1	0.400
Durchschnittliche Dauer der Nackenschmerzen (Jahre)	12.0 ± 10.3	10.4 ± 11.5	0.618	6.3 ± 6.1	8.0 ± 7.6	0.412
Beeinträchtigung durch die Nackenschmerzen (NDI)	29.9 ± 11.8	31.1 ± 9.1	0.698	27.5 ± 12.1	29.1 ± 10.5	0.626
Maximaler Bewegungsschmerz (PRTM)	62.0 ± 31.2	58.4 ± 22.2	0.658	53.9 ± 25.7	65.6 ± 22.1	0.107
Körperliche Summenskala (SF-36)	37.8 ± 7.8	38.7 ± 8.6	0.726	42.8 ± 5.7	40.2 ± 5.1	0.107
Psychische Summenskala (SF-36)	51.8 ± 10.8	48.7 ± 11.3	0.354	49.2 ± 11.0	43.9 ± 12.1	0.125

| Erwartungshaltung (VAS, 100 = höchste Erwartung) | 72.8 ± 18.9 | 68.3 ± 20.5 | 0.448 | 82.8 ± 13.6 | 72.4 ± 21.3 | 0.057 |

Zusätzlich wurden die Patienten nach ihren bisherigen Behandlungen gefragt, Mehrfachnennungen waren möglich. Ein Großteil der Patienten hatte in der Vergangenheit Medikamente (relativer Anteil der Patienten mit dieser Behandlung: *BluS*:71.0%, *TroS*:78.3%), Massagen (*BluS*:64.4%, *TroS*:80.4%), Krankengymnastik (*BluS*:58.0%, *TroS*:63.0%), Einspritzungen ins Schmerzgebiet (*BluS*:58.0%, *TroS*:56.6%) oder Akupunktur (*BluS*:42.2%, *TroS*:39.1%) erhalten. Verfahren wie z.B. die Chiropraktik (*BluS*:31.1%, *TroS*:21.7%), eine Kur bzw. Reha-Maßnahme (*BluS*:13.3%, *TroS*:28.3%) oder ein Entspannungsverfahren (*BluS*:28.9%, *TroS*:43.5%) wurden ebenfalls häufig, Operationen oder Psychotherapien hingegen fast nie berichtet (<10%). Erfahrungen mit dem Schröpfen hatten insgesamt nur 2 Patienten, alle anderen kannten die Therapie, wenn überhaupt, nur vom Hörensagen.

4.2. Studienablauf und Drop Out

In Abbildung 5 sind die CONSORT Flowcharts der Studien abgebildet. Es wurden insgesamt 273 Patienten telefonisch gescreent, zur ärztlichen Untersuchung wurden 130 von ihnen eingeladen. Da zeitgleich für beide Studien rekrutiert wurde, konnte ein Patient, der für *BluS* einbestellt, dafür aber nicht geeignet war, in *TroS* eingeschlossen werden, das gleiche galt auch umgekehrt. Aus diesem Grund überschneiden sich die Rekrutierungszahlen. Im Verlauf zeigte sich deutlich, dass die Mehrzahl der Patienten für das Trockene Schröpfen geeignet war und nur ca. 30% der Patienten für Blutiges Schröpfen überhaupt in Frage kamen. Aus diesem Grund wurde die Rekrutierung für *TroS* bereits im Dezember 2009 beendet, während die Rekrutierung für *BluS* noch bis Juli 2010 weiter lief. Nach Erreichen von 50 Patienten pro Gruppe wurde die Rekrutierung eingestellt und die Studie abgeschlossen.

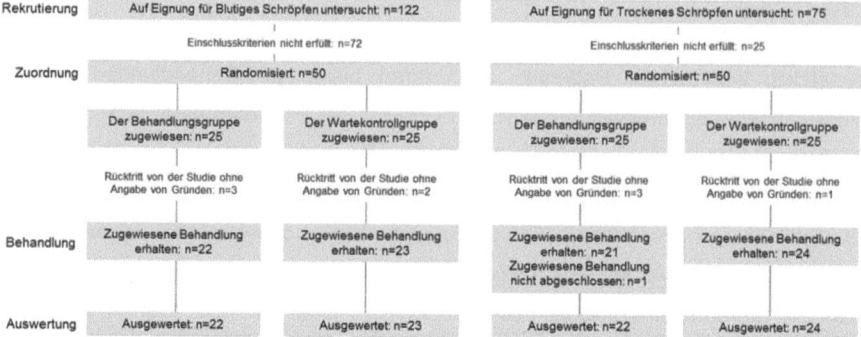

Abbildung 5: CONSORT Flowchart der Studien *BluS* und *TroS*. Von 122 Patienten, die zur ärztlichen Untersuchung für *BluS* einbestellt worden waren, konnten 50 in die Studie aufgenommen werden. Durch insgesamt 5 Studienabbrüche verblieben 22 in der Behandlungsgruppe BS und 23 in der Wartekontrollgruppe KG_BS. Von 75 Patienten, die zur ärztlichen Untersuchung für *TroS* einbestellt worden waren, wurden 50 in die Studie eingeschlossen. Durch insgesamt 4 Studienabbrüche verblieben 22 in der Behandlungsgruppe und 24 in der Wartekontrollgruppe. Ein Patient in der Behandlungsgruppe beendete die Behandlungsserie wegen verstärkter Beschwerden vorzeitig, die Daten wurden jedoch in die Analyse eingeschlossen.

4.3. Ergebnisse

In Tabelle 5 sind alle Fragebogenwerte zu T1, T2 sowie die geschätzten Differenzen zu T2 für *BluS* abgebildet. Tabelle 6 gibt die gleichen Werte für *TroS* wieder. Die detaillierten Ergebnisse werden in den folgenden Abschnitten erläutert.

Tabelle 5: Fragebogenwerte BluS zu T1, T2 sowie geschätzte Gruppenunterschiede zu T2

	T1		T2				
	BS MW ± SD	KG_BS MW ± SD	BS MW ± SD	KG_BS MW ± SD	DIFFERENZ BS - KG_BS	95% KI (U; O)	P
VAS	44.9 ± 18.2	43.6 ± 17.8	28.5 ± 23.9	45.7 ± 16.8	-17.9	-29.3; -6.6	**0.003**
PRTM	53.9 ± 25.7	62.6 ± 22.1	29.1 ± 20.9	53.8 ± 26.1	-19.7	-32.3; -7.2	**0.003**
NDI	29.9 ± 11.8	31.1 ± 9.1	24.5 ± 13.5	29.0 ± 9.3	-3.6	-8.7; 1.6	0.168
SF-36 Körperliche Funktionsfähigkeit	74.5 ± 19.1	71.3 ± 20.7	80.0 ± 15.3	70.2 ± 19.2	7.5	1.4; 13.5	**0.017**
SF-36 Körperliche Rollenfunktion	39.8 ± 37.5	39.1 ± 41.9	58.0 ± 41.8	51.1 ± 38.8	6.4	-12.0; 24.8	0.483
SF-36 Körperliche Schmerzen	37.8 ± 9.3	39.7 ± 9.1	53.1 ± 22.9	39.3 ± 11.4	14.9	4.4; 25.4	**0.007**
SF-36 Allgemeine Gesundheitswahrnehmung	62.2 ± 14.2	64.0 ± 19.3	64.0 ± 14.8	61.3 ± 20.7	4.1	-3.3; 11.5	0.268
SF-36 Vitalität	60.0 ± 21.0	53.5 ± 19.6	61.4 ± 21.4	53.5 ± 23.8	2.1	-5.1; 9.2	0.561
SF-36 Soziale Funktionsfähigkeit	70.5 ± 25.8	69.6 ± 24.7	79.0 ± 26.6	73.9 ± 26.9	4.4	-6.8; 15.6	0.434
SF-36 Emotionale Rollenfunktion	81.8 ± 36.7	71.0 ± 39.3	81.8 ± 33.7	76.8 ± 39.5	-0.1	-19.8; 19.6	0.991
SF-36 Psychisches Wohlbefinden	72.4 ± 15.9	68.2 ± 18.3	69.6 ± 21.4	68.5 ± 22.4	-3.4	-10.7; 4.0	0.358
SF-36 Körperliche Summenskala	37.8 ± 7.8	38.7 ± 8.6	43.3 ± 8.5	39.0 ± 7.4	5.0	1.4; 8.5	**0.008**
SF-36 Psychische Summenskala	51.8 ± 10.8	48.7 ± 11.3	50.4 ± 11.7	49.8 ± 13.6	2.1	-3.0; 7.1	0.415

Tabelle 6: Fragebogenwerte TroS zu T1, T2 sowie geschätzte Gruppenunterschiede zu T2

	T1		T2				
	TS MW ± SD	KG_TS MW ± SD	TS MW ± SD	KG_TS MW ± SD	DIFFERENZ TS - KG_TS	95% KI (U; O)	P
VAS	45.5 ± 20.9	42.3 ± 18.0	26.1 ± 22.7	47.1 ± 19.8	-23.5	-32.4; -14.5	**0.000004**
PRTM	62.0 ± 31.2	58.4 ± 22.2	29.0 ± 26.9	45.5 ± 25.3	-18.5	-31.2; -5.8	**0.005**
NDI	27.5 ± 12.1	29.1 ± 10.5	21.1 ± 11.2	29.2 ± 8.4	-7.0	-10.7; -3.3	**0.0005**
SF-36 Körperliche Funktionsfähigkeit	80.3 ± 11.3	76.7 ± 11.4	83.0 ± 13.6	79.4 ± 10.2	1.2	-4.5; 6.9	0.676
SF-36 Körperliche Rollenfunktion	55.7 ± 39.3	37.5 ± 31.3	78.4 ± 31.1	57.3 ± 35.7	14.9	-4.6; 34.5	0.130
SF-36 Körperliche Schmerzen	46.9 ± 14.7	40.9 ± 8.4	60.3 ± 16.7	43.8 ± 15.0	13.3	4.3; 22.3	**0.005**
SF-36 Allgemeine Gesundheitswahrnehmung	65.9 ± 21.1	58.1 ± 18.5	65.5 ± 23.5	56.8 ± 16.8	2.6	-5.4; 10.6	0.512
SF-36 Vitalität	55.0 ± 17.4	46.3 ± 18.3	62.9 ± 16.4	46.7 ± 16.7	11.1	4.3; 17.8	**0.002**
SF-36 Soziale Funktionsfähigkeit	79.5 ± 25.4	65.6 ± 26.9	91.5 ± 19.0	70.3 ± 27.5	12.0	1.7; 22.2	**0.023**
SF-36 Emotionale Rollenfunktion	71.2 ± 38.9	58.3 ± 38.4	86.4 ± 30.3	68.1 ± 39.9	13.4	-6.4; 33.2	0.180
SF-36 Psychisches Wohlbefinden	71.6 ± 15.3	63.0 ± 16.9	79.8 ± 13.7	64.3 ± 18.5	8.6	2.3; 14.8	**0.009**
SF-36 Körperliche Summenskala	42.8 ± 5.7	40.2 ± 5.1	45.7 ± 6.4	42.3 ± 6.1	2.3	-1.3; 5.8	0.214

| SF-36 Psychische Summenskala | 49.2 ± 11.0 | 43.9 ± 12.1 | 54.2 ± 8.9 | 45.0 ± 13.1 | 5.5 | 0.6; 10.3 | **0.030** |

4.3.1. Visuelle Analogskala (VAS)

In Abbildung 6 ist jeweils die Intensität der Nackenschmerzen beider Studien zu T1 und T2 dargestellt. Zu T1 sind sowohl die Gruppen innerhalb *BluS* als auch die innerhalb *TroS* noch vergleichbar. Im weiteren Verlauf kommt es in den Behandlungsgruppen zu einer Abnahme des Schmerzes, zu T2 ist ein deutlicher Unterschied zwischen den Behandlungsgruppen und den dazugehörigen Wartekontrollgruppen zu verzeichnen.

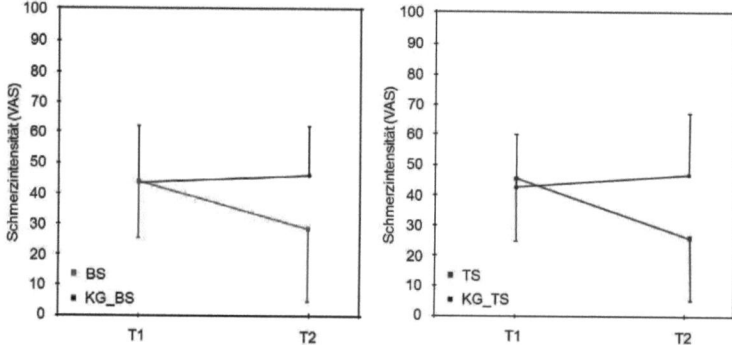

Abbildung 6: Verlauf der VAS in *BluS* (links) und *TroS* (rechts). Fehlerbalken repräsentieren die Standardabweichung

Die Ergebnisse der ANCOVAs bestätigen, dass sich die Behandlungsgruppen zu T2 signifikant von den Wartekontrollgruppen unterscheiden (*BluS*: Δ -17.9 mm, 95% KI -29.2 bis -6.6, p=0.003; *TroS*: Δ -23.5 mm, 95% KI -32.4 bis –14.5, p=0.000004). Im Durchschnitt berichteten die Teilnehmer in den Behandlungsgruppen geschätzte 20 mm weniger Schmerz (VAS).

4.3.2. Schmerz und Medikamententagebuch

Schmerztagebuch

In Abbildung 7 und 8 sind die Ergebnisse der Schmerztagebücher beider Studien dargestellt. Die Baseline entspricht jeweils der mittleren Schmerzintensität in den 7 Tagen vor T1.

Die Abbildung 7 zeigt deutlich, dass sich die Schmerzintensität in BS am Tag 2, d.h. dem Tag nach Behandlung, verringert und im weiteren Verlauf bis Tag 4 stabil bleibt, während in KG_BS keine Veränderung zu sehen ist. Bei TS (Abbildung 8) findet sich ebenfalls eine Schmerzreduktion, diese entwickelt sich im Vergleich zu BS jedoch sukzessive und sie erreicht ihren Höhepunkt erst nach der fünften Behandlung. In KG_TS kommt es im Verlauf ebenfalls zu einer geringfügigen Reduktion, zu TS5 erreicht der Schmerz jedoch wieder das Ausgangsniveau.

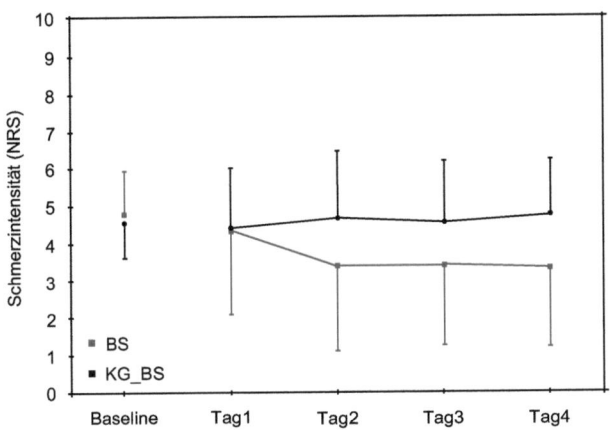

Abbildung 7: Verlauf im Schmerztagebuch bei *BluS*. Fehlerbalken repräsentieren die Standardabweichung. Tag1 ist gleichzeitig der Tag der Behandlung.

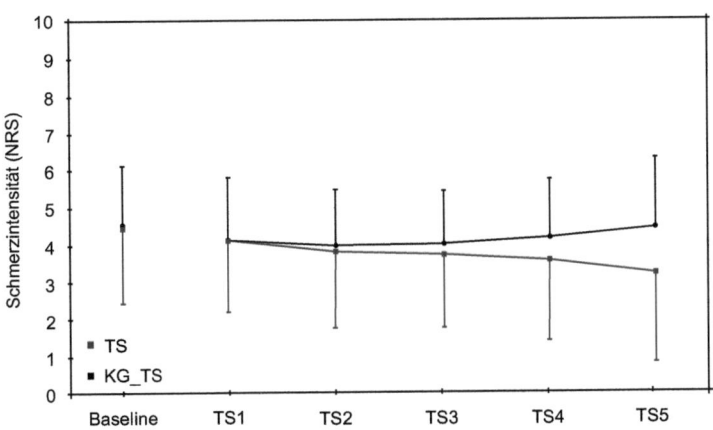

Abbildung 8: Verlauf im Schmerztagebuch bei *TroS*. Fehlerbalken repräsentieren die Standardabweichung. Die Werte TS1 bis TS5 entsprechen den Mittelwerten der Schmerzratings nach jeder Behandlung bis zur folgenden Behandlung, d.h. ein Mittelwert repräsentiert durchschnittlich 3,5 Tage.

Die Analyse mittels ANCOVA mit Messwiederholung ergibt in beiden Studien einen signifikanten Interaktionseffekt von Zeit x Gruppe (*BluS*: F=5.22, dF=3/98, p=0.005, ε=0.002, *TroS*: F=5.459, dF=4/125, p<0.001, ε<0.001). Tabelle 7 gibt die Ergebnisse der Post hoc Analysen für *BluS* wieder. Hier zeigen sich signifikante Unterschiede in den Schmerzratings zwischen BS und KG_BS ab Tag 2, d.h. dem Tag nach Behandlung. Beim Vergleich der Ratings innerhalb der Gruppe BS ergeben sich signifikante Unterschiede zwischen Tag 1 zu den Tagen 2 bis 4. Das heißt, ab Tag 2 bewirkte das Blutige Schröpfen eine signifikante Schmerzreduktion.

Die Ergebnisse der Post hoc Analysen für *TroS* sind in Tabelle 8 dargestellt. Hier zeigen sich signifikante Unterschiede in den Schmerzratings zwischen TS und KG_TS nach der vierten und fünften Behandlung. Innerhalb der Gruppe TS sind signifikante Unterschiede erst zwischen TS1 und TS4 bzw. TS5 vorhanden. Das heißt, beim Trockenen Schröpfen wurde eine signifikante Schmerzreduktion erst nach vier Behandlungen erzielt.

Tabelle 7: Post hoc Analyse des Schmerztagebuches für BluS.

POST HOC VERGLEICH	GESCHÄTZTE DIFFERENZ (STANDARDFEHLER)	95% KONFIDENZ-INTERVALL (U; O)	P-WERT
Tag 1: BS vs. KG_BS	-0.3 (0.5)	-1.2; 0.6	0.494
Tag 2: BS vs. KG_BS	-1.5 (0.5)	-2.5; -0.4	**0.008**
Tag 3: BS vs. KG_BS	-1.4 (0.5)	-2.4; -0.4	**0.006**
Tag 4: BS vs. KG_BS	-1.6 (0.5)	-2.6; -0.6	**0.002**
BS: Tag 1 vs. Tag 2	-0.9 (0.3)	-1.7; -0.2	**0.014**
BS: Tag 1 vs. Tag 3	-0.9 (0.4)	-1.7; -0.1	**0.021**
BS: Tag 1 vs. Tag 4	-1.0 (0.4)	-1.7; -0.2	**0.013**

Tabelle 8: Post hoc Analyse des Schmerztagebuches für TroS.

POST HOC VERGLEICH	GESCHÄTZTE DIFFERENZ (STANDARDFEHLER)	95% KONFIDENZ-INTERVALL (U, O)	P-WERT
TS1: TS vs. KG_TS	0.1 (0.2)	-0.4; 0.5	0.763
TS2: TS vs. KG_TS	-0.1 (0.2)	-0.5; 04	0.752
TS3: TS vs. KG_TS	-0.2 (0.2)	-0.7; 0.3	0.362
TS4: TS vs. KG_TS	-0.5 (0.2)	-0.9; 01	**0.026**
TS5: TS vs. KG_TS	-1.1 (0.3)	-1.7; -0.5	**0.001**
TS: TS1 vs. TS2	-0.3 (0.2)	-0.6; 0.0	0.070

TS: TS1 vs. TS3	-0.4 (0.2)	-0.9; 0.1	0.118
TS: TS1 vs. TS4	-0.5 (0.2)	-1.0; 0.0	**0.035**
TS: TS1 vs. TS5	-0.9 (0.3)	-1.5; -0.4	**0.002**

Medikamententagebuch

Die relative Häufigkeit des Medikamentengebrauchs vor der Behandlung ist in Tabelle 4 dargestellt. Es ist deutlich zu sehen, dass der Medikamentenverbrauch innerhalb der Stichprobe sehr gering war, d.h. die Patienten nahmen durchschnittlich an einem Tag pro zehn Tage überhaupt Medikamente ein. Eine Einzelanalyse der Medikamententagebücher zeigt außerdem, dass der Großteil der Patienten in der Woche vor Behandlung keine Medikamente eingenommen hatte, dies trifft auf 59,1% der Behandlungsgruppe in *BluS* und 81,8% der Behandlungsgruppe in *TroS* zu. Bei dieser verschwindend geringen Anzahl von eingenommenen Medikamenten ist eine statistische Auswertung nicht statthaft, deshalb wurde auf eine statistische Auswertung des Medikamentenverbrauches komplett verzichtet.

Zusätzliche Behandlungen

Die relative Häufigkeit zusätzlicher Behandlungen vor Studienbeginn ist in Tabelle 4 dargestellt. Insgesamt wurden Krankengymnastik, Physiotherapie und Massage noch seltener genutzt als Medikamente. Eine Einzelanalyse zeigt zudem, dass 90,9% der Patienten der Behandlungsgruppe in *BluS* und 95,5% der Patienten der Behandlungsgruppe in *TroS* keine Behandlungen in der Woche vor Studienbeginn in Anspruch genommen hatten. Bei dieser geringen Anzahl von parallelen Behandlungen ist eine statistische Auswertung nicht statthaft, deshalb wurde darauf komplett verzichtet.

4.3.3. Fragebögen

PRTM

Der Pain related to Motion Fragebogen (PRTM) erfasst den Bewegungsschmerz, der durch die Bewegung des Kopfes in verschiedene Richtungen induziert wird. In die Mittelung floss jeweils nur die Bewegungsrichtung ein, die bei den Patienten zu T1 den größten Schmerz auslöste. In Abbildung 9 ist der maximale Bewegungsschmerz aller Gruppen abgebildet, für die detaillierten Werte siehe Tabelle 5 und Tabelle 6.

In *BluS* gibt es zwischen BS und KG_BS bereits zu Beginn einen geringen Unterschied im Bewegungsschmerz, der jedoch nicht signifikant war. Im weiteren Verlauf verringerten sich die Schmerzen in beiden Gruppen, in BS jedoch deutlich stärker ausgeprägt als in der Kontrollgruppe. In TS gab es eine deutliche Schmerzreduktion, in KG_TS ist die Verbesserung zwar auch sichtbar, aber auch hier in einem geringeren Ausmaß als in TS.

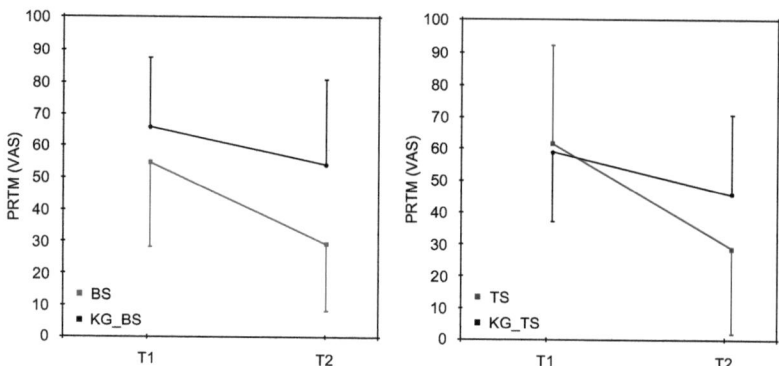

Abbildung 9: Verlauf der PRTM in *BluS* (links) und *TroS* (rechts). Fehlerbalken repräsentieren die Standardabweichung.

Die Ergebnisse der ANCOVAs bestätigen, dass sich die Behandlungsgruppen zu T2 signifikant vom den Wartekontrollgruppen unterscheiden (BS: Δ -19.7, 95% KI -32.3 bis -7.2, p=0.003; TS: Δ -18.5, 95% KI -31.2 bis -5.8, p=0.005). Im Durchschnitt berichteten die Teilnehmer in den Behandlungsgruppen geschätzte 20 mm weniger maximalen Bewegungsschmerz auf der VAS.

NDI

Der Neck Disability Index (NDI) misst den Grad der durch die Nackenschmerzen hervorgerufenen Beeinträchtigungen im alltäglichen Leben. Je höher der Gesamtindex ist, desto größer die Beeinträchtigungen. Abbildung 10 gibt den Verlauf der Einschränkungen für alle Gruppen wieder, die detaillierten Werte sind in Tabelle 5 und Tabelle 6 zu finden. Zu Beginn gaben die Patienten eine leichte bis moderate Einschränkung an. Im Verlauf verringerte sich die Einschränkung im NDI in den Behandlungsgruppen, während die Wartekontrollgruppen weitgehend stabil blieben. Die statistische Analyse ergibt einen signifikanten Gruppenunterschied nur für *TroS*, nicht jedoch für *BluS* (*TroS*: Δ -7.0, 95% KI -10.7 bis -3.3, p<0.001). D.h. lediglich in *TroS* zeigt die Behandlungsgruppe weniger Beeinträchtigungen zu T2 als die Kontrollgruppe.

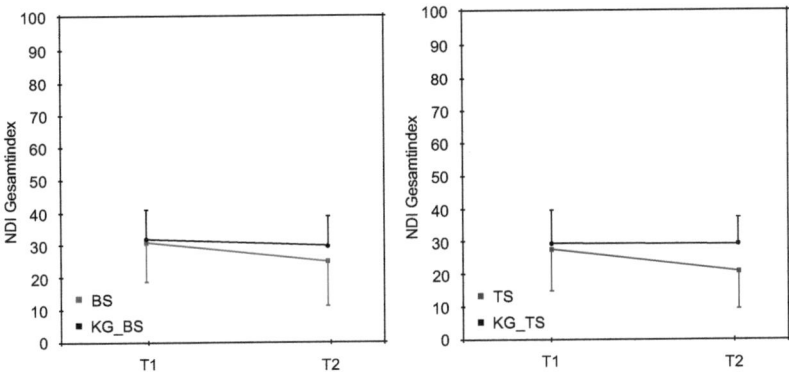

Abbildung 10: Verlauf des NDI in *BluS* (links) und *TroS* (rechts). Fehlerbalken repräsentieren die Standardabweichung.

SF-36 akut

Die gesundheitsbezogene Lebensqualität wurde mittels dem SF-36® akut erhoben. Alle Skalen sind auf 100 normiert, höhere Werte bedeuten immer eine höhere Lebensqualität. Zuerst werden die Ergebnisse der Summenskalen (körperlich, psychisch) dargestellt, im Anschluss daran erfolgt die Darstellung der Ergebnisse der Subskalen. Alle Werte zu T1, T2 sowie die Differenzen sind in Tabelle 5 und Tabelle 6 aufgelistet.

SF-36 Körperliche Summenskala

In Abbildung 11 sind die Werte der *Körperlichen Summenskala* für *BluS* und *TroS* dargestellt. Zu T1 sind BS und KG_BS noch gleich auf, zu T2 zeigt BS jedoch eine höhere Ausprägung auf dieser Skala. In *TroS* hat TS bereits zu T1 höhere Werte auf dieser Skala, die Differenz zwischen den Gruppen bleibt auch zu T2.

Die ANCOVAs ergeben dementsprechend auch nur einen signifikanten Gruppenunterschied für *BluS* (*BluS*: Δ 5.0, 95% KI 1.4 bis 8.5, p=0.008). In der Behandlungsgruppe BS gibt es demnach eine signifikante Steigerung der körperlichen Lebensqualität im Vergleich zur Wartekontrollgruppe.

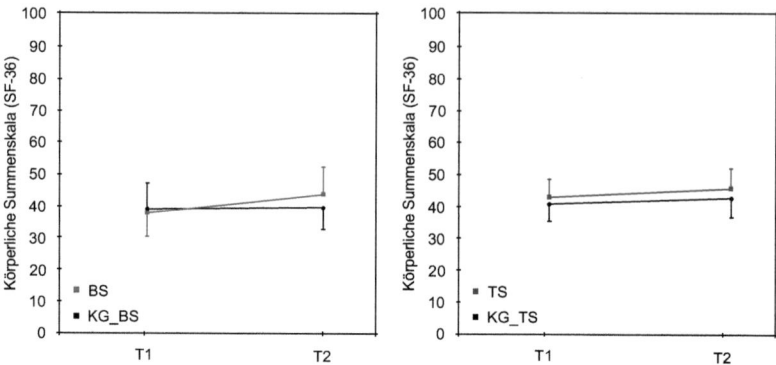

Abbildung 11: Verlauf der Körperlichen Lebensqualität (SF-36) in *BluS* (links) und *TroS* (rechts). Fehlerbalken repräsentieren die Standardabweichung.

SF-36 Psychische Summenskala

Die Veränderung auf der *Psychischen Summenskala* ist in Abbildung 12 dargestellt. Die Psychische Lebensqualität liegt durchschnittlich im mittleren Bereich um die 50 Punkte. In BS gibt es zu T1 einen kleinen Gruppenunterschied, der jedoch zu T2 verschwindet. In TS zeigt die Behandlungsgruppe bereits zu T1 eine höhere psychische Lebensqualität als die Kontrollgruppe, diese stieg jedoch zu T2 weiter an.

Die ANCOVAs zeigen einen signifikanten Gruppenunterschied erwartungsgemäß nur für *TroS* (*TroS*: Δ5.5, 95% KI 0.6 bis 10.3, p=0.030). In der Behandlungsgruppe TS gibt es demnach eine signifikante Steigerung der psychischen Lebensqualität im Vergleich zur Kontrollgruppe.

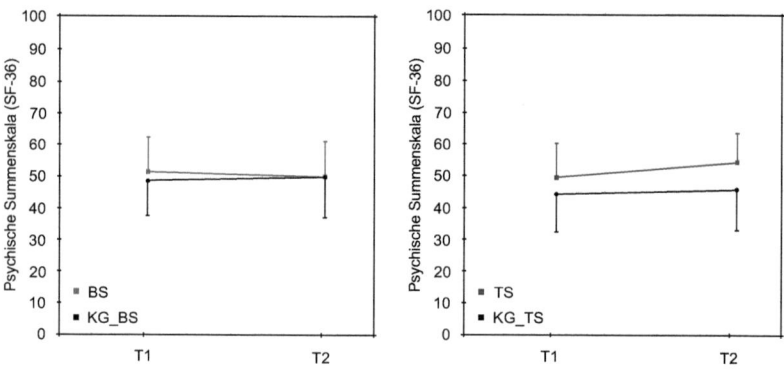

Abbildung 12: Verlauf der Psychischen Lebensqualität (SF-36) in *BluS* (links) und *TroS* (rechts). Fehlerbalken repräsentieren die Standardabweichung.

SF-36 Subskalen

In Abbildung 13 ist die Veränderung der *körperlichen Funktionsfähigkeit* dargestellt. Diese Variable bestimmt das Ausmaß, in dem der Gesundheitszustand alltägliche physische Aktivitäten beeinträchtigt, je höher die Werte, umso weniger Beeinträchtigung gibt es. In der Abbildung ist zu sehen, dass BS und KG_BS zu Beginn der Studie gleichermaßen hohe Werte aufweisen, BS sich jedoch im Verlauf noch weiter verbessert, während KG_BS annähernd stabil bleibt. Zu T2 liegt ein signifikanter Gruppenunterschied von ca. 7,5 Punkten vor (siehe Tabelle 5). In *TroS* fanden sich auf dieser Skala keine signifikanten Effekte.

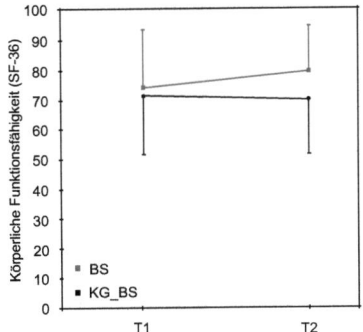

Abbildung 13: Verlauf der Körperlichen Funktionsfähigkeit (SF-36) in *BluS*. Fehlerbalken repräsentieren die Standardabweichung.

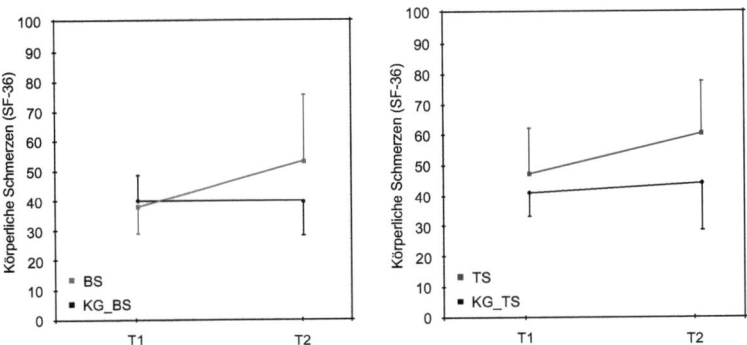

Abbildung 14: Verlauf der Körperlichen Schmerzen (SF-36) in *BluS* (links) und *TroS* (rechts). Fehlerbalken repräsentieren die Standardabweichung.

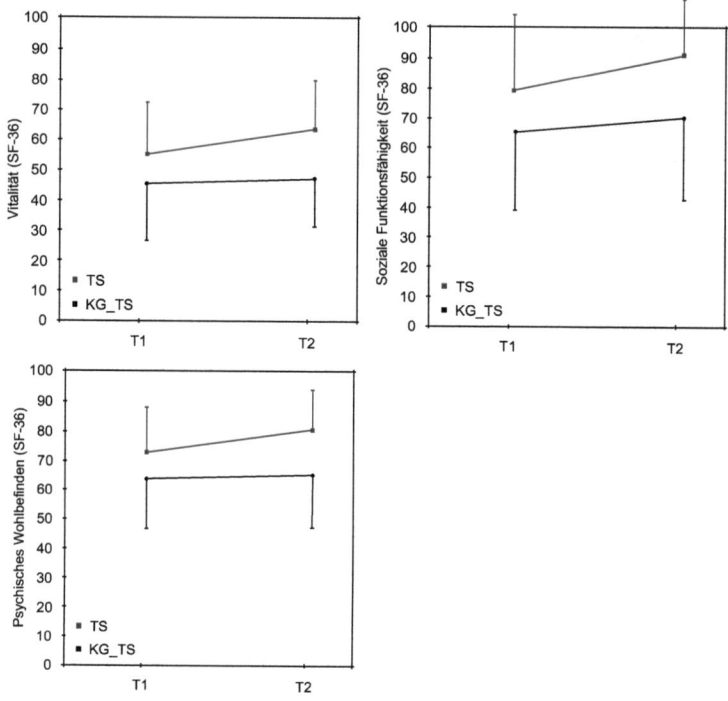

Abbildung 15: Verlauf von Vitalität, Sozialer Funktionsfähigkeit und Psychischem Wohlbefinden (SF-36) in *TroS*. Fehlerbalken repräsentieren die Standardabweichung.

Die Verläufe auf der Skala *Körperliche Schmerzen* für Blutig und Trocken Schröpfen sind in Abbildung 14 dargestellt. Zu T1 ist das Ausmaß körperlicher Schmerzen zwischen den Gruppen vergleichbar, im weiteren Verlauf kommt es jedoch zu einer deutlichen Verbesserung in BS, nicht jedoch in KG_BS. Bei TS liegen bereits zu T1 etwas höhere Werte als bei KG_TS vor, dennoch kommt es auch hier zu einer deutlichen Verbesserung in TS. Im Gegensatz hierzu gibt es in KG_TS keine Veränderung. Zu T2 liegen signifikante Gruppeneffekte in beiden Studien vor, d.h. die Behandlungsgruppen berichteten signifikant weniger Schmerzen als die Kontrollgruppen (siehe Tabelle 5 und Tabelle 6).

In Abbildung 15 sind *Vitalität*, *Soziale Funktionsfähigkeit* und *Psychisches Wohlbefinden* für *TroS* dargestellt. Alle drei Subskalen zeigen ein ähnliches Verlaufsmuster: Während die Patienten in TS, die bereits zu Beginn höhere Werte aufwiesen, im Verlauf eine deutliche Verbesserung berichteten, zeigt sich in KG_TS nur eine minimale Verbesserung. Zu T2 liegen auf allen drei Skalen signifikante Gruppeneffekte in *TroS* vor, d.h. die Behandlungsgruppen berichteten ein signifikant höheres Ausmaß an *Vitalität, sozialer Funktionsfähigkeit* und *psychischem Wohlbefinden* als die Kontrollgruppen (siehe Tabelle 6).

SF-36 wahrgenommene Veränderungen des Gesundheitszustandes
Weiterhin wurde auf einer 5-stufigen Likert-Skala abgefragt, wie der derzeitige Gesundheitszustand im Vergleich zu vor der Behandlung wahrgenommen wurde. Tabelle 9 gibt die Häufigkeiten der Antworten wieder. In den Kontrollgruppen gaben die meisten Patienten keine Veränderungen an, in KG_TS berichtete immerhin ein Viertel eine leichte Verschlechterung der Gesundheit. In den Behandlungsgruppen gingen die Antworten auseinander: neben etlichen Patienten, die eine leichte bis deutliche Verbesserungen angaben, gab es ebenso Patienten, deren Gesundheitszustand sich anscheinend verschlechtert hatte. Die statistische Analyse mittels Mann Whitney U Test ergibt, dass die Bewertungen der Gruppen signifikant unterschiedlich verteilt sind. Da die mittleren Ränge der Behandlungsgruppen geringer sind als die der Kontrollgruppen, spricht dies für eine im Durchschnitt positivere Bewertung der Behandlungsgruppen TS und BS.

Tabelle 9: Veränderung des Gesundheitszustandes in BluS und TroS. Angegeben sind die absolute und relative Häufigkeit (in Klammern) der Antwort innerhalb der Gruppe.

BEWERTUNG	BS N(%)	KG_BS N(%)	P (MANN-WHITNEY U-TEST)	TS N(%)	KG_TS N(%)	P (MANN-WHITNEY U-TEST)
viel besser	3 (13.6)	0 (0)	0.019	3 (13.6)	0 (0)	0.002
etwas besser	8 (36.4)	2 (8.7)		6 (27.3)	0 (0)	
gleich	8 (36.4)	18 (78.3)		11 (50)	18 (75)	
etwas schlechter	2 (9.1)	2 (8.7)		1 (4.5)	6 (25)	
viel schlechter	1 (4.5)	1 (4.3)		1 (4.5)	0 (0)	
Mittlerer Rang	18.8	27.0		18.1	28.5	

Bewertung der Wirksamkeit und Verträglichkeit

Die Behandlungsgruppen sollten zusätzlich zu den bisherigen Fragebögen Fragen zur Wirksamkeit und Verträglichkeit der Behandlung beantworten. In Tabelle 10 ist dargestellt, wie sehr die Teilnehmer von der Behandlung profitiert haben. Auf einer VAS von 0 mm (gar nicht profitiert) bis 100 mm (am stärksten profitiert) gaben die Teilnehmer durchschnittlich 48,9 mm (BS) bzw. 60,5 mm (TS) an. Weitere Behandlungen würden 87,0% (BS) und 90,5% (TS) eventuell oder sicher in Anspruch nehmen. Die Anzahl derer, die diese Behandlung weiterempfehlen würden, liegt sogar noch ein wenig darüber.

Tabelle 10: Behandlungszufriedenheit bei BluS und TroS.

FRAGE		BS (N=23)	TS (N=21)
Wie sehr haben Sie von der Behandlung profitiert? (VAS, MW ± SD)		48.9 ± 31.9	60.5 ± 27.0
Würden Sie weitere Behandlungen in Anspruch nehmen? N(%)	ja	9 (39.1)	7 (33.3)
	nein	3 (13.0)	2 (9.50)
	vielleicht	11 (47.8)	12 (57.1)
Würden Sie diese Behandlung Freunden und Familie weiterempfehlen? N(%)	ja	14 (60.9)	18 (85.7)
	nein	3 (13.0)	0 (0.0)
	vielleicht	6 (26.1)	3 (14.3)

Weiterhin wurden die Teilnehmer gefragt, ob ihnen Veränderungen aufgefallen seien, im Folgenden sind diese Veränderungen bei Patienten der Studie zum Blutigen Schröpfen aufgelistet (zum Teil wörtliche Wiedergabe):

- fast schmerzfrei im Nackenbereich
- Schultern sind freier
- leichte Besserung von Schmerz und Beweglichkeit
- während / nach der Behandlung ließen die Schmerzen nach (2 Tage fast schmerzfrei)
- keine Verspannungen mehr
- für einige Tage ein sehr befreites Empfinden im Schulter Nackenbereich
- Beweglichkeit und Schmerzen besser
- am Tag danach was es besser, ab dem 4. Tag wieder schlechter wg. Zahnarzt
- Wärmegefühl nach der Behandlung, schmerzfrei bis zum Abend
- Nacken war freier und leichter, aber bei den Bewegungen knackt es
- sofortige Schmerzreduktion
- Kopfschmerzen sind erfreulich zurückgegangen, Schulterschmerzen nur nach starker Belastung, lockerere Bewegung des Oberkörpers, Verspannungen der Schulter sind gelöst
- mir wurde es im Schulter Nackenbereich warm
- Hauptschmerzpunkt hat sich gelöst
- Verspannungen haben sich verschoben
- Schmerzverlagerung zur rechten Schulter, linke Seite hat sich gebessert

Die Teilnehmer beschrieben teilweise ein Wärmegefühl während der Anwendung sowie eine sofortige Reduktion von Verspannung und Schmerz, die mindestens einige Tage anhielt. Wiederholt wurde auch eine Verlagerung des Schmerzes beschrieben. Bei den Patienten der Studie zum Trockenen Schröpfen gab es ähnliche Beobachtungen, die im nächsten Absatz aufgelistet sind:

- Beschwerden haben sich gebessert, Muskulatur ist lockerer
- weniger Nackenschmerzen
- hat gut getan, entspannend, Wärmegefühl, strömende Energie bei der Anwendung
- Beschwerden haben sich verringert
- weniger Schmerzen, weniger Schmerzmittel, entspanntes Körpergefühl, fast keine Kopfschmerzen
- HWS und Nacken sind weicher und lockerer
- nachlassende Verspannungen im Schulterbereich
- Nackenpartie lockerer und weniger Schmerzen tagsüber und nachts
- teilweise schmerzfrei, aber nicht anhaltend
- etwas lockerer in der Schulter, etwas besserer Gesamtzustand
- noch verspannt, aber Schmerzempfinden ist weniger geworden
- unmittelbar größere Beweglichkeit für Stunden
- weniger Schmerzen, bessere Beweglichkeit des Kopfes
- weniger Schmerzen direkt nach der Behandlung

Auch diese Teilnehmer berichten von einem entspannten Wärmegefühl während der Anwendung und weniger Schmerzen und Verspannungen durch das Schröpfen. Zum Teil hielt aber auch hier der Effekt nur stundenweise oder auch tageweise an.

Neben allgemeinen Auffälligkeiten wurden auch wahrgenommene unerwünschte Ereignisse erfragt. 12 (BS) und 14 (TS) Patienten berichteten keine unerwünschten Ereignisse, bei 11 (BS) bzw. 7 (TS) Patienten wurden die folgenden genannt:

- schmerzhafte Prozedur (1x)
- Kreislaufprobleme (2x)
- leichte Kopfschmerzen (3x)
- Nacken und Ohrenschmerzen (1x)
- Migräneanfall, der nicht mit Triptanen gestoppt werden konnte (1x)
- Spannungsgefühl und Schmerzen im Nacken und Oberarmen (1x)

- starke Schmerzen und Ziehen nach der ersten Behandlung, Schüttelfrost nach jeder Behandlung (1x)
- starke Schmerzen nach dem Schröpfen, besonders nachts (1x)
- zusätzlicher Schmerz am Schröpfort (1x)
- Juckreiz (2x)
- Müdigkeit (1x)
- Kribbeln in den Händen und Armen (1x)
- rechtes Auge unscharf und verschwommen nach der Behandlung (1x)
- Verbesserung der Nasenatmung (1x)
- Tinnitus verstärkt (1x)
- Durchfall, schlecht geschlafen (1x)

Die unerwünschten Ereignisse, die am häufigsten genannt wurden, waren Kreislaufprobleme, Kopfschmerzen oder ziehende Schmerzen nach der Behandlung. In einigen Fällen kam es während der Wundheilung bei BS zu einem leichten Juckreiz, der jedoch den Alltag nicht beeinträchtigte. Bei einigen der unerwünschten Ereignisse, wie etwa der Unschärfe des rechten Auges oder der Verbesserung der Nasenatmung, kann nicht geklärt werden, inwieweit diese tatsächlich mit der Behandlung in Zusammenhang stehen. Die meisten Ereignisse waren jedoch nur vorübergehend, sie hielten meist wenige Stunden aber nie länger als 3 Tage an.

Bei zwei Teilnehmerinnen war die Reaktion auf das Blutige Schröpfen jedoch stärker und länger anhaltend, so dass sie erneut einen Studienarzt sehen mussten (Patientin 1: Kopfschmerzen, Schwimmgefühl im linken Ohr, pulsierend; Patientin 2: Schwindel, Schmerzen, Übelkeit, Einschränkung der Wahrnehmung während und direkt nach der Behandlung). In diesem Zusammenhang wurde eine Ad-hoc-Kommission gebildet, die sich über diese unerwünschten Ereignisse austauschte und Sicherheitsregeln definierte (Siehe Methodenteil unter 3.4.7. Umgang mit kritischen Ereignissen). Im weiteren Verlauf kam es zu keinen weiteren unerwünschten Ereignissen.

4.3.4. Schwellen

Die Mittelwerte zu T1 und T2 sowie die geschätzten Differenzen von MDT, VDT und PPT zu T2 in *BluS* sind in Tabelle 16 dargestellt. Die Mittelwerte und Differenzen in *TroS* finden sich in Tabelle 17 wieder. Die Kovarianzanalysen ergeben signifikante Gruppenunterschiede bezüglich PPT, jedoch nicht bezüglich MDT oder VDT. Im

Folgenden werden deshalb nur die Effekte hinsichtlich der Druckschmerzschwelle im Detail berichtet.

Tabelle 11: Mechanical Detection Threshold (MDT), Vibration Detection Threshold (VDT) und Pressure Pain Threshold (PPT) zu T1 und T2 sowie die geschätzte Differenz zu T2 in BluS.

PARAMETER	ORT	T1		T2		DIFFERENZ	95% KI	P
		BS MW ± SD	KG_BS MW ± SD	KG MW ± SD	KG_BS MW ± SD	BS-KG_BS	(U; O)	
MDT in lg(mN)	HAND	0.309 ± 0.482	0.215 ± 0.350	0.173 ± 0.431	0.128 ± 0.392	-0.006	-0.216; 0.204	0.952
	FUSS	0.585 ± 0.339	0.656 ± 0.394	0.578 ± 0.409	0.568 ± 0.303	0.048	-0.137; 0.232	0.605
	MAX	0.425 ± 0.427	0.443 ± 0.418	0.446 ± 0.508	0.411 ± 0.433	0.047	-0.185; 0.278	0.686
	ADJ	0.290 ± 0.360	0.223 ± 0.374	0.382 ± 0.390	0.219 ± 0.477	0.124	-0.094; 0.341	0.257
VDT in x/8	HAND	7.182 ± 1.022	7.246 ± 0.515	6.697 ± 1.225	6.913 ± 0.691	-0.159	-0.577; 0.259	0.926
	FUSS	5.530 ± 1.216	5.594 ± 1.255	5.515 ± 1.479	5.189 ± 1.763	0.392	-0.239; 1.022	0.481
	MAX	6.061 ± 1.542	5.986 ± 1.135	6.061 ± 1.398	5.956 ± 1.075	0.024	-0.482; 0.529	0.447
	ADJ	5.288 ± 1.527	5.601 ± 1.162	5.515 ± 1.186	5.580 ± 1.401	0.199	-0.366; 0.764	0.217
PPT in lg(kPa)	HAND	2.533 ± 0.165	2.477 ± 0.145	2.438 ± 0.210	2.352 ± 0.173	0.034	-0.045; 0.113	0.389
	FUSS	2.292 ± 0.209	2.220 ± 0.194	2.402 ± 0.233	2.290 ± 0.192	0.057	-0.035; 0.148	0.217
	MAX	2.349 ± 0.169	2.357 ± 0.192	2.381 ± 0.149	2.299 ± 0.192	0.088	0.029; 0.148	**0.005**
	ADJ	2.396 ± 0.203	2.418 ± 0.200	2.423 ± 0.195	2.321 ± 0.204	0.118	0.038; 0.199	**0.005**

Tabelle 12: Mechanical Detection Threshold (MDT), Vibration Detection Threshold (VDT) und Pressure Pain Threshold (PPT) zu T1 und T2 sowie die geschätzte Differenz zu T2 in TroS.

PARAMETER	ORT	T1		T2		DIFFERENZ	95% KI	P
		TS MW ± SD	KG_TS MW ± SD	TS MW ± SD	KG_TS MW ± SD	TS-KG_TS	(U; O)	
MDT in lg(mN)	HAND	0.078 ± 0.397	0.193 ± 0.349	0.071 ± 0.394	0.158 ± 0.437	-0.003	-0.194; 0.189	0.978
	FUSS	0.420 ± 0.407	0.546 ± 0.309	0.408 ± 0.365	0.580 ± 0.274	-0.095	-0.238; 0.048	0.188
	MAX	0.580 ± 0.416	0.292 ± 0.444	0.511 ± 0.346	0.381 ± 0.411	-0.008	-0.212; 0.195	0.935
	ADJ	0.335 ± 0.406	0.254 ± 0.307	0.318 ± 0.437	0.250 ± 0.367	0.019	-0.186; 0.224	0.854
VDT in x/8	HAND	7.530 ± 0.560	7.264 ± 0.798	7.394 ± 0.760	7.097 ± 0.684	0.116	-0.219; 0.450	0.490
	FUSS	6.030 ± 1.172	5.778 ± 1.015	6.167 ± 1.216	5.750 ± 1.008	0.215	-0.204; 0.635	0.306
	MAX	6.455 ± 0.963	5.930 ± 1.063	6.803 ± 1.111	6.278 ± 0.956	0.119	-0.297; 0.536	0.566
	ADJ	6.167 ± 0.975	5.431 ± 1.028	6.697 ± 1.181	5.819 ± 1.054	0.281	-0.211; 0.774	0.256
PPT in lg(kPa)	HAND	2.427 ± 0.156	2.528 ± 0.152	2.440 ± 0.160	2.444 ± 0.162	0.078	0.013; 0.143	**0.020**
	FUSS	2.287 ± 0.181	2.347 ± 0.176	2.478 ± 0.194	2.413 ± 0.210	0.120	0.044; 0.195	**0.003**
	MAX	2.365 ± 0.250	2.428 ± 0.235	2.414 ± 0.258	2.394 ± 0.200	0.071	0.001; 0.142	**0.047**
	ADJ	2.401 ± 0.211	2.498 ± 0.186	2.443 ± 0.210	2.427 ± 0.158	0.091	0.031; 0.152	**0.004**

In den folgenden Abbildungen ist der Verlauf der Druckschmerzschwelle (PPT) am Schmerzmaximum (MAX, Abbildung 16) und in der Schmerzumgebung (ADJ, Abbildung 17) für BluS und TroS dargestellt. Es fällt auf, dass die Druckschmerzschwelle zwischen den Behandlungsgruppen und den Kontrollgruppen jeweils entgegengesetzt verläuft. Während die Druckschmerzschwelle in BS und TS von T1 zu T2 zunimmt, kommt es hingegen in KG_BS und KG_TS zu einer Abnahme.

Zu T2 gibt es im Schmerzmaximum (MAX) und in der Schmerzumgebung (ADJ) signifikante Gruppenunterschiede für *BluS* und *TroS,* siehe Tabellen 11 und Tabelle 12.

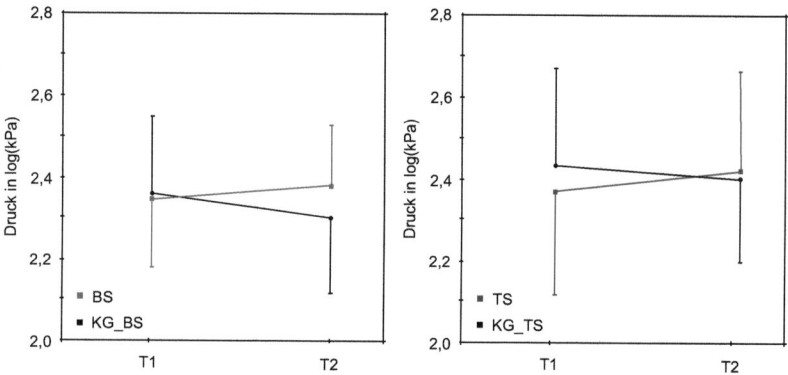

Abbildung 16: Verlauf der PPT im Schmerzmaximum bei *BluS* (links) und *TroS* (rechts). Fehlerbalken repräsentieren die Standardabweichung.

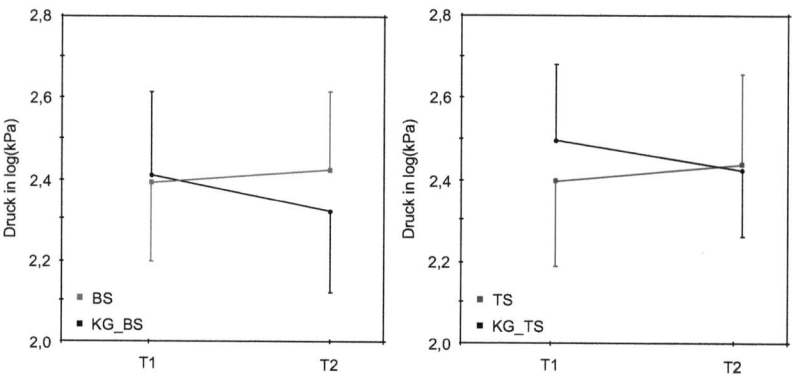

Abbildung 17: Verlauf der PPT in der Umgebung des Schmerzes bei *BluS* (links) und *TroS* (rechts). Fehlerbalken repräsentieren die Standardabweichung.

In Abbildung 18 ist der Verlauf der PPT an Hand (HAND) und Fuß (FUSS) für *TroS* dargestellt. An der Hand zeigt sich in KG_TS eine deutliche Abnahme der PPT, während TS sich in die Gegenrichtung nur minimal verändert. Am Fuß gibt es in beiden Gruppen eine Zunahme der PPT, in der TS ist dieser Effekt jedoch deutlich stärker ausgeprägt als in KG_TS, so dass sich die Verläufe sogar überkreuzen.

In beiden Arealen ergeben sich signifikante Gruppenunterschiede für *TroS*, nicht jedoch für *BluS*, siehe Tabellen 11 und Tabelle 12.

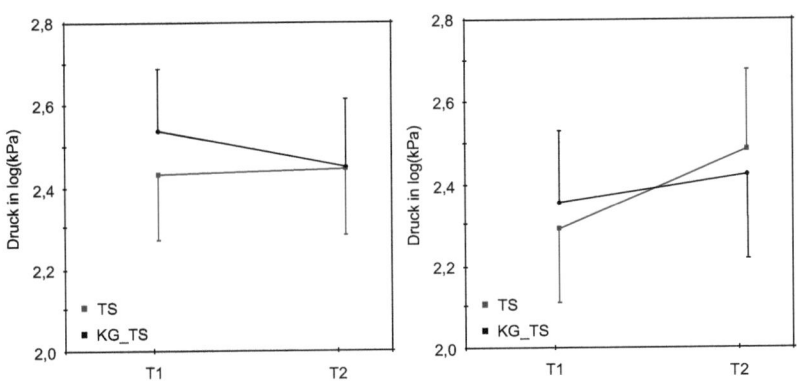

Abbildung 18: Verlauf der PPT an Hand (links) und Fuß (rechts) bei *TroS*. Fehlerbalken repräsentieren die Standardabweichung.

Zusammengefasst ergeben die Analysen signifikante Gruppenunterschiede bezüglich der PPT im Schmerzmaximum und der direkten Umgebung des Schmerzes für *BluS* und *TroS*, in *TroS* jedoch noch zusätzlich an Hand und Fuß.

4.3.5. Körperschema

Neben Fragebögen und sensorischer Testung wurde das Körperschema vor und nach Behandlung erhoben. Die Patienten wurden dazu gebeten, ihre Körperumrisse und die Wirbelsäule zu ergänzen, wie sie diese im Moment spürten (siehe Abschnitt Methoden unter 3.2.4. Körperschema). Abbildungen 19 und 20 geben ausgewählte Zeichnungen von je zwei Patienten vor und nach Schröpfbehandlung wieder. In diesen Zeichnungen fällt auf: Zum einen entspricht das Körperschema nicht dem anatomischen Körperbau, zum anderen scheint eine Behandlung deutliche Veränderungen zu verursachen, wie beispielsweise in den Zeichnungen von VP1 (Abbildung 19). Die Körperumrisse der VP1 haben sich durch eine einmalige Behandlung mit Blutigem Schröpfen (ein ausleitendes Verfahren!) deutlich reduziert. Im Gespräch über diese Zeichnung berichtete die Patientin, es fühle sich an, als sei ihr Rücken geschrumpft. Dieses Gefühl hätte sie bereits am Tag nach der Behandlung verspürt und es würde unverändert anhalten. Sie berichtete weiter, dass sie komplett schmerzfrei sei und die Wahrnehmung eines geschrumpften Rückens sie keineswegs beeinträchtige. Das Körperschema von VP22 (Abbildung 19) ist vor Behandlung auffällig, denn neben einem ausgeprägten Hals und tiefen Schultern ist erkennbar, dass diese Körperteile nicht verbunden sind und eigentlich auch nicht zusammenpassen. Nach der Behandlung hingegen wird dieser Bereich durchgängig gezeichnet und es fällt lediglich ein kleiner Höhenunterschied bezüglich der Schultern auf. Der Rumpfbereich hingegen bleibt wie auch zu T1 unvollständig, ebenso fehlt die Wirbelsäule in beiden Zeichnungen.

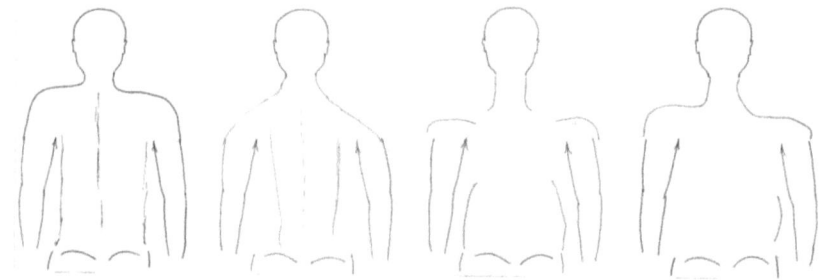

Abbildung 19: Körperschemazeichnungen zweier ausgewählter Probanden vor und nach Blutigem Schröpfen. Die ersten beiden Zeichnungen sind von VP1, die letzten beiden von VP22. Blau ist der Zustand vor und rot nach Behandlung.

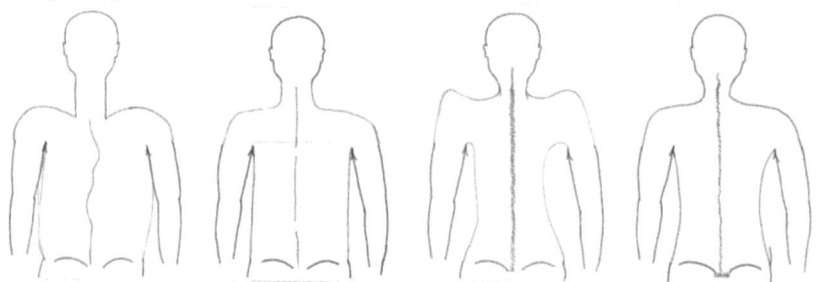

Abbildung 20: Körperschemazeichnungen zweier ausgewählter Probanden (VP20, VP32) vor und nach Trockenem Schröpfen. Die ersten beiden Zeichnungen stammen von VP20, die letzten beiden von VP32. Blau ist der Zustand vor und rot nach Behandlung.

Das Körperschema von VP20 (Abbildung 20) ist vor der Behandlung vollständig, es scheint jedoch, als sei der Übergang vom Hals zu den Schultern stark nach unten gedrückt. VP20 war nach der Behandlung fast schmerzfrei und empfand das Schröpfen als sehr entspannend. Sie berichtete weiterhin, dass ihr durch die Behandlungen „eine Last von den Schultern genommen wurde". Dies bildet sich anscheinend auch in der zweiten Zeichnung ab, in welcher der Übergang zwischen Hals und Schultern nicht mehr nach unten gedrückt ist und gleichzeitig auch weicher gezeichnet wurde. Der Verlauf bei VP32 ist dem ähnlich, hier sind insbesondere die Schultern betont hoch. Nach dem Schröpfen sind diese auch niedriger, was auf ein Entspannen des Nacken-Schulter Bereichs schließen lässt.

Bei insgesamt sechs Probanden aus *BluS*, jeweils drei Patienten aus Behandlungs- und Wartekontrollgruppe, wurde auch ein Interview zum Körperschema durchgeführt. Die qualitative Inhaltsanalyse ergab drei Hauptthemen, die im Folgenden beschrieben werden.

Wahrnehmung von Körper und Schmerz

Die Patienten fanden es schwierig, ihren Körper differenziert wahrzunehmen, die Dominanz der Schmerzen schien dies zu behindern. Der Nackenbereich fühlte sich zudem verändert an, dies betraf sowohl die Form als auch die Funktion. Die Schmerzen selbst wurden als drückend und dumpf, als Verspannung, als Schwere oder Last beschrieben. Die Schmerzen wurden von den Patienten außerdem als etwas Fremdes wahrgenommen, das sich ihrer Kontrolle entzieht. Emotionen, die in Zusammenhang mit dem Schmerz berichtet wurden, waren Ärger, Angst oder Hilflosigkeit, insgesamt fanden die Patienten nur sehr schwer einen Zugang zu ihren Gefühlen. Die Interviews liefern Hinweise, dass sich Patienten von ihrem Körper entfremdet haben und sie Zusammenhänge zwischen dem eigenen Tun und den Schmerzen nicht erkennen.

Schmerzwahrnehmung behindert die Körperwahrnehmung
Wenn die Patienten nach ihrer Körperwahrnehmung gefragt wurden, beschrieben sie in der Regel zuerst ihre Schmerzen. Der Schmerz wurde dabei in solchem Maße als dominant empfunden, dass nichtschmerzhafte Bereiche des Körpers gar nicht oder nur unter großen Anstrengungen wahrgenommen werden konnten.

- „Der [Nacken – Anmerkung der Autorin] ist dermaßen dominant, dass es mir fast gar nicht gelingt, die anderen Teile auch entsprechend in den Blick zu nehmen." (41/4)

- *„Auf diese Teile, die nicht schmerzhaft sind, muss ich mich einfach konzentrieren, um überhaupt festzustellen, dass sie da sind." (41/69)*

Die Wahrnehmung des Körpers
Der Körper wurde zudem von den Patienten als verändert wahrgenommen in Form und Funktionalität. Interessanterweise berichteten dies sogar Patienten, die sich im Klaren darüber waren, dass das objektiv nicht zutreffen konnte.

- *„Ja ich hab das Gefühl, dass er [der Nacken – Anmerkung der Autorin] unheimlich dick ist, unheimlich steif auch ist. [...] ich habe das Gefühl, ich habe so einen kleinen Rucksack hinten auf dem Buckel, als sei das viel, viel dicker. Es ist wahrscheinlich auch dick, aber ich hab noch das Gefühl, als sei's noch viel, viel stärker auch noch vom Gewicht her." (41/16)*
- *„Mein Gefühl [Körpergefühl – Anmerkung der Autorin] unterscheidet sich da von dem, was ich sehe." (41/108)*
- *„Vor der Schröpfung hab' ich den Hals als...als ziemlich kompakt empfunden, also ziemlich starr, dass da irgendwas zu kurz wäre, wenn ich den...den Kopf nach vorne oder nach hinten oder zur Seite bewege, dass [sich etwas – Anmerkung der Autorin] da irgendwie verkürzt hätte oder irgendwie eine Spannung drin gewesen ist." (45/28)*

Die Wahrnehmung der Schmerzen
Die chronischen Nackenschmerzen wurden, anders als akute Schmerzen, häufig als drückend und dumpf charakterisiert. Die Patienten verwendeten auch Begriffe wie Druck oder Verspannung bzw. emotionale Metaphern wie Schwere oder Last, um die Schmerzen zu beschreiben. Die Schmerzen strahlen zudem häufig in andere Bereiche aus und verschlimmern sich durch Bewegung.

- *„Dass irgendwie 'ne Spannung da ist, dass ein Druckgefühl da ist." (45/69)*
- *„Diese Spannung, die aus dem Hals-Bereich rausstrahlt." (45/111)*
- *„Und diese Seite hier ist mir also immer mit 'ner bestimmten Schwere und auch mit 'nem bestimmten Druckgefühl belastet." (49/141)*
- *„Als würde der ganze Körper in diesen Bereichen eben nach unten gezogen durch dieses Gewicht, was dann dieser Nacken ausmacht." (41/11)*
- *„Die Schultern wurden [...] als schmerzhaft empfunden, wenn der Kopf bewegt wurde." (45/89)*

Die Entfremdung vom Schmerz und vom Körper
Die Schmerzen wurden weiterhin als etwas Fremdes wahrgenommen, was sich der eigenen Kontrolle entzieht. Der Schmerz hinderte die Patienten daran, normal zu funktionieren, zudem ist das Auftreten oder Ausbleiben der Schmerzen für die Patienten nicht vorhersagbar. Teilweise wurde vom Schmerz in der dritten Person geredet, als sei der Schmerz eine eigene unabhängige Person.

- *„Tja, also natürlich hat mich das gestört. Natürlich war ich dadurch eingeschränkt, ja. [...] Schmerzen sind halt lästig." (45/132)*
- *„Wenn ich etwas längerfristig mache, dass dann der Schmerz von alleine kommt und mich also dazu zwingt aufzuhören." (44/69)*
- *„Die sind einfach mal da, aber ich kann Ihnen nicht erklären, wann, wie und warum." (44/80)*

Die Patienten hatten zudem Probleme, sich überhaupt auf ihren Körper zu konzentrieren. Wenn Patienten in ihren Körper hineinhorchen sollen, spüren sie meist nichts außer diffusen, dominanten Schmerzen. Der Körper wird nur dann wahrgenommen, wenn er schmerzt, die Schmerzen werden jedoch nicht als Signale des Körpers verstanden und oft einfach übergangen.

- *„Ich habe Probleme damit, überhaupt meinen Körper richtig wahrnehmen zu können. [...] weil ich absolut nicht entspannen kann und in mich ja, reingucken, reinhören kann. (47/3)*
- *„Ich kann das, ich kann mich schlecht wahrnehmen, ich hab' da also...ähm...einige Schwierigkeiten mit." (47/42)*
- *„Ja, das weiß ich jetzt nicht, wie ich das beschreiben soll. [Pause] Das ist einfach, dieser Schmerz ist da, und...äh...[Pause] Ja, ich kann das schlecht beschreiben." (47/47)*
- *„Ich hab das einfach und das tut auch weh und das ist auch permanent da, manchmal ist es stärker, wenn ich in der Schule wieder tätig bin, jetzt haben wir ja Ferien, da ist das latent, aber...ähm...ich lass mich davon eigentlich jetzt nicht großartig äh von meinen normalen Tätigkeiten und Gedanken abbringen." (49/64)*

Der Zugang zu den eigenen Gefühlen
Bei Nachfragen zu spezifischen Gefühlen zeigte sich, dass die Patienten nur sehr schwer Zugang zu ihren Emotionen finden. So berichteten Patienten, dass sie Angst

vor erneuten Schmerzen und vor Bewegung haben, da dies mit Schmerzen assoziiert sei. Weil sie die Schmerzen als etwas Fremdes wahrnehmen, resultiert daraus oft ein Gefühl der Hilflosigkeit und Machtlosigkeit. Teilweise berichteten die Patienten auch Ärger darüber, dass sie wegen der Schmerzen eingeschränkt sind und sie ihr Leben an die Schmerzen anpassen müssen.

- „Eigentlich keine größeren Emotionen." (49/119)
- „Dass ich ja auch fast Angst habe, wenn ich an den Nacken denke, ihn überhaupt, meinen Kopf zu bewegen, weil ähm das dann immer mit den Schmerzen insbesondere verbunden ist." (41/17)
- „Dass man sich schlecht damit abfinden kann, dass man irgendwelche Wehwehchen bekommt [...] da ist natürlich so eine Sache dann besonders ärgerlich." (41/147)
- „Hm, ja, es ärgert mich schon, dass ich mich mit diesen Bewegungen da so anpassen muss oder angepasst habe, muss ich ja wahrscheinlich nicht. [...] Aber, das ärgert mich schon, vor allen Dingen wenn mich Leute drauf ansprechen. Es ist einem natürlich nicht lieb, wenn man gefragt wird warum man sich so komisch bewegt, nä?" (41/137)

Umgang mit dem Schmerz

Die Patienten berichteten verschiedene Strategien im Umgang mit den Schmerzen, z.B. Durchhalten, Schonhaltungen und Ablenkung. Es scheint außerdem möglich zu sein, Schmerzen auf einer kognitiven Ebene zu beeinflussen. Wenn diese Strategien versagen, streben die Patienten eine ärztliche Behandlung an, um sich „reparieren" zu lassen.

Durchhalten

Die Durchhaltestrategie wurde häufig berichtet, so gaben die Patienten an, dass sie die Schmerzen passiv erdulden und versuchen, so lange wie möglich ihren gewohnten Alltag aufrecht zu erhalten, in einem Fall sogar bis zur Rente. Der Schmerz wird dabei als etwas Störendes und Lästiges wahrgenommen und die Patienten versuchen mit aller Macht, sich zusammenzureißen, um ihre Aufgaben zu erfüllen. Dass der Schmerz evtl. eine Reaktion des Körpers auf Lebens- und Arbeitsumstände ist, wird nicht erkannt.

- „Also, ich merk das dann immer danach und dann hab ich's wahrscheinlich schon zu weit getrieben, als dass... dass ich während der Zeit wo ich das ei-

gentlich spüren müsste, dann vielleicht locker lasse und nachlasse, oder so. Aber, hab ich vierzig Jahre lang geschafft, dann werde ich's das letzte halbe Jahr auch noch mal schaffen. (49/129)
- „Und ansonsten fühle ich mich also körperlich zwar eingeschränkt, aber nicht so, dass ich jetzt denke "Ach Mann, jetzt musste wieder humpeln" oder so, ich versuch das dann einfach zu übergehen." (49/172)
- Ich lass mich davon eigentlich nicht von meinen normalen Tätigkeiten abbringen" (49/66)

Schonhaltung
Die Nackenschmerzen werden häufig durch Bewegungen ausgelöst bzw. verschlimmert. Um diesen zusätzlichen Schmerzen zu entgehen, tendieren die Patienten deshalb dazu, Bewegungen zu vermeiden oder an ihre körperliche Verfassung anzupassen. Die Schonhaltung geht jedoch nur soweit, dass sie die Ausführung von Alltagsaktivitäten nicht behindert. Auch wenn die Patienten mit dieser Art des Umgangs unzufrieden waren, schien die Angst vor Schmerzen keine andere Lösung zuzulassen.
- „der Schmerz, den ich da eigentlich regelmäßig verspüre [...] an den ich mich allerdings gewöhnt habe, der für mich im Grunde genommen nur dann ein Problem ist, wenn ich dann irgendwelche Bewegungen da machen muss" (41/116)
- „Ja ich hab das Gefühl [...] dass ich ja auch fast Angst habe, wenn ich an den Nacken denke, ihn überhaupt, meinen Kopf zu bewegen, weil [...] das dann immer mit den Schmerzen insbesondere verbunden ist. Ich glaube auch, dass ich bezogen darauf schon fast mich so anpasse mit den Bewegungen, dass ich fast also den ganzen Oberkörper bewege eh dass ich meinen Kopf drehe" (41/19)
- „Ja, also da ich meine Haltung versuche auf meine Krankheit abzustimmen, benehme ich mich anders seitdem und [...] komme damit klar" (44/55)

Ablenkung
Eine mögliche Strategie gegen Nackenschmerzen ist zudem die Ablenkung. Die Patienten wollen sich nicht von Ihren Schmerzen beherrschen lassen und arbeiten trotz oder gerade wegen der Schmerzen, um sich abzulenken. Dadurch gelingt es den Patienten zwar kurzfristig, die Schmerzen auszublenden, auf lange Sicht jedoch kann dieses Verhalten die Schmerzen verstärken.

- „während der Arbeit überbrück ich das [den Schmerz - Anmerkung der Autorin] indem ich viele Sachen tun muss, die ich dann auch einfach tue und nach der Arbeit [...] spür ich, dass das alles sich akkumuliert hat und ziemlich weh tut" (49/124)

Kognitive Neuinterpretation
Neben Durchhalten und Ablenken scheint es möglich, die Schmerzen „mental zurechtzurücken". Dies führt wahrscheinlich zu einem diffusen Schmerz, der überall, aber nirgends wirklich greifbar ist und von den Patienten als Schwere oder Last wahrgenommen wird. Möglicherweise ist ein solcher Zustand für die Patienten leichter zu ertragen als ein einzelner Schmerzpunkt, vielleicht gelingt es durch eine solche Wahrnehmung einfach besser, den Schmerz zu ignorieren und durchzuhalten.
- „Dass da einfach der Schmerz ist, der [...] von mir wahrscheinlich mental 'n bisschen zurecht gerückt wird und sich [...] in so eine latente allgemeine Schwere bringt und jetzt nicht so als einzelner [...] Schmerzpunkt hervorsticht und mich jetzt in dem Moment nur an den Schmerz denken lässt" (49/82)

Sich reparieren lassen
Kann der Schmerz nicht mehr ignoriert oder übergangen werden, dann wird professionelle Hilfe gesucht, sei es beim Orthopäden oder wie in diesem Fall in einer klinischen Studie. Man will sich reparieren lassen, bzw. hofft auf eine Art vorbeugende Behandlung, um trotz gleicher Belastung weniger Schmerzen zu erleiden. Die Verantwortung für die Beseitigung der Nackenschmerzen liegt zu 100% beim Therapeuten, notwendige Veränderungen seitens der Patienten kamen überhaupt nicht zur Sprache.
- „Weil ich akut vor den Ferien 'nen ziemlichen, ich möchte fast sagen, 'nen Bandscheibenvorfall hatte oder was. Den hat dann aber mein Orthopäde wieder ausgeglichen und seitdem war ich also bedacht darauf, dass das nicht noch mal passiert, gerade nach der Anstrengung bis [...] Ende des Schuljahres und hab dann also mich gemeldet, weil das eben so gut passte, im Grunde genommen" (49/183)
- „Man kann sich sehr schlecht damit abfinden [die Schmerzen - Anmerkung der Autorin] und vor allen Dingen äh ist man ja auch so hörig, dass man glaubt, also eine Spritze da rein oder irgend 'ne Massage [...] und schon ist das weg" 41_150

Veränderung durch Therapie

Während unbehandelte Patienten keine Veränderung der Körperwahrnehmung beschrieben, berichteten Patienten nach der Schröpfbehandlung weniger Schmerzen und eine differenziertere Schmerzwahrnehmung mit kleineren und stärker abgegrenzten Schmerzarealen. Der Schulter-Nacken-Bereich wurde nach der Therapie als leichter und weniger verspannt wahrgenommen. Neben der passiven Schröpfbehandlung scheint auch die aktive Reflexion einen Einfluss auf die Körperwahrnehmung zu haben.

Keine Veränderung bei unbehandelten Patienten
Die Patienten in der Wartegruppe berichteten, dass sich die Nackenschmerzen und die Körperwahrnehmung innerhalb des Studienzeitraums nicht verändert hatten. In der Wartegruppe befand sich jedoch eine Patientin, die zum Interviewzeitpunkt unter einem Migräneanfall litt, sie berichtete dramatische Veränderungen der Schmerzen und der Körperwahrnehmung durch die Migräne, auf die jedoch nicht näher eingegangen werden sollen.

- *„also das Gefühl ist dasselbe wie beim ersten Mal auch" (41/174)*

Veränderungen der Schmerzen bei behandelten Patienten
Die Patienten der Behandlungsgruppe gaben mehrheitlich eine Verringerung der Schmerzen und eine veränderte Schmerzqualität an. Das Schmerzgebiet, welches vorher diffus und schwer zu lokalisieren war, war nach der Behandlung kleiner und besser zu differenzieren. Allerdings wurde der Schmerz dadurch in Einzelfällen wiederrum stärker wahrgenommen.

- *„[Das Körpergefühl – Anmerkung der Autorin] hat sich ja alles verändert in dem Bereich, also zumindest im linken Bereich. Im rechten Bereich sind noch Schmerzen da, aber der linke Bereich [...] der hat sich total verbessert" (45/118)*
- *„Das kann ich schlecht beantworten, weil der Schmerz so allgemein da oben war, dass man den nicht spezifizieren konnte." (44/40)*
- *Jetzt ist es so, dass der Schmerz also ich sag mal von einer 7 auf eine 3 bis 4 zurückgegangen ist, aber intensiver an dieser Einbeugung [Übergang vom Hals zum Trapezius – Anmerkung der Autorin]." (44/46)*

Veränderungen der Körperwahrnehmung bei behandelten Patienten
Die geschröpften Patienten gaben weiterhin an, dass sich auch die Körperwahrnehmung im Nackenbereich verändert hatte. Der Hals- und Schulterbereich wurde als leichter und weniger verspannt beschrieben, dies korrespondierte mit den Veränderungen in den Zeichnungen, in denen diese Areale kleiner, schmaler, runder und weniger eckig gezeichnet wurden.

- *„Ist also spontan gekommen, weil ich gedacht habe ich müsste hier jetzt hervorheben, dass der Hals sich jetzt, der Halsbereich sich jetzt verbessert hat, [...] vor der [...] Schröpfung hab ich den Hals als [...] ziemlich kompakt empfunden also ziemlich starr, dass da irgendwas zu kurz wäre, wenn ich den [...] Kopf nach vorne oder nach hinten oder zur Seite bewege, dass da irgendwie verkürzt hätte oder irgendwie eine Spannung drin gewesen ist"* (50/26)
- *„Ich nehm den jetzt so schmal wahr auch, im Moment. Es ist für mich jetzt 'ne Erleichterung, jetzt also dass ich den jetzt so wahrnehme."* (45/36)

Veränderter Sprachgebrauch
Möglicherweise kann durch die Behandlung auch die Integrität des Körpers wieder hergestellt werden. Mögliche Indizien lassen sich im Sprachgebrauch finden, so zum Beispiel im Wechsel von der passiven Sprache vor dem Schröpfen zur aktiven Sprache nach dem Schröpfen.

- *„Da sieht man ja ganz deutlich, dass der Hals da gar nicht so schmal eingezeichnet wurde. Oder gar kein Hals eingezeichnet wurde"* (50/77)
- *Und im zweiten Bild hab ich schon, habe ich ihn [den Schulterbereich – Anmerkung der Autorin] runder gezeichnet"* (50/98)

Es ist möglich, dass der Schmerz als etwas Fremdes wahrgenommen wurde. Der veränderte Sprachgebrauch nach Behandlung könnte ein Hinweis auf eine veränderte Ich-Wahrnehmung sein.

Veränderung der Körperwahrnehmung durch Reflexion
Möglicherweise kann sogar die Aufmerksamkeit, die den Patienten während der Zeichnung und des Interviews abverlangt wurde, Veränderungen der Körperwahrnehmung hervorrufen, indem sie die Bewusstheit der Patienten gegenüber ihrem Körper fördert. Dieser Prozess könnte sich positiv auf die Schmerzen und die Therapie auswirken.

- „Ähm, ja, ich war ja da schon so ein bisschen darauf eingegangen, dass ich mich zunächst bei dieser Zeichnung nur auf diesen Schulterbereich oder diesen Nackenbereich konzentriert hatte. Erst auf Ihren Hinweis hin hab ich ja eigentlich die anderen Teile in den Blick genommen. Das ist ja wieder dieses Phänomen dass ich mich eigentlich immer nur, wenn ich mich an meinen hintere Seite denke, immer mit diesem Nacken beschäftige und die anderen Teile, also die Hüften beispielsweise oder den unteren Teil der Wirbelsäule oder andere Teile der Wirbelsäule in den Blick nehme, wenn ich mich gedanklich überhaupt darauf konzentriere, dass ich die nur dann überhaupt spüre."
  (41/161)
- „Bevor mich Ihre Mitarbeiterin überhaupt, ja, auf die Zeichnung aufmerksam gemacht hat, hab ich ihn eigentlich mehr oder weniger nur vom Schmerz her wahrgenommen und hab mir also nicht über die anderen Körperteile, die ich hier einzeichnen sollte, groß Gedanken gemacht. Die habe ich eigentlich nicht wahrgenommen. Ich bin dann eigentlich gedanklich überhaupt, musste ich erst mal ein bisschen reifen um zu sehen, was ich überhaupt malen konnte. Vorher noch nie Gedanken darüber gemacht." *(49/167)*

4.3.6. Zusammenfassung der Ergebnisse

Eine Zusammenfassung aller Ergebnisse ist in Tabelle 13 dargestellt.

Tabelle 13: Zusammenfassung der signifikanten Ergebnisse in BluS (Blutiges Schröpfen, BS=Behandlungsgruppe, KG_BS=Wartekontrollgruppe) und TroS (Trockenes Schröpfen, TS=Behandlungsgruppe, KG_TS=Wartekontrollgruppe). Signifikante Gruppenunterschiede in VAS, PRTM, NDI, SF-36, MDT, VDT, PPT und Körperschema beziehen sich auf die Messung zu T2. Für NRS wurden die Ergebnisse der Post hoc Tests dargestellt. Bedeutung der Abkürzungen: *n.a.=nicht auswertbar, **n.s.=keine signifikanten Unterschiede

Zielkriterium	BluS	TroS
Visuelle Analogskala (VAS)	- signifikant geringere Schmerzintensität in BS	- signifikant geringere Schmerzintensität in TS
Schmerztagebuch (NRS)	- signifikante Schmerzreduktion ab dem 2. Tag nach Behandlung in BS	- signifikante Schmerzreduktion ab der 4. Behandlung in TS
Medikamentengebrauch	n.a.*	n.a.*
Weitere Behandlungen	n.a.*	n.a.*
Pain Related To Motion (PRTM)	- signifikant geringerer maximaler Bewegungsschmerz in BS	- signifikant geringerer maximaler Bewegungsschmerz in TS
Neck Disability Index (NDI)	n.s.**	- signifikant weniger Beeinträchtigung in TS

Lebensqualität (SF-36)	- signifikant höhere Lebensqualität auf den Skalen körperlicher Schmerz, körperliche Funktionsfähigkeit und Körperliche Summenskala in BS		- signifikant höhere Lebensqualität auf den Skalen körperlicher Schmerz, Vitalität, Soziale Funktion, Psychisches Wohlbefinden und Psychische Summenskala in TS
Veränderung der Gesundheit (SF-36)	- signifikant bessere Beurteilung des Gesundheitszustandes in BS		- signifikant bessere Beurteilung des Gesundheitszustandes in TS
MDT	n.s.**		n.s.**
VDT	n.s.**		n.s.**
PPT	- signifikante höhere Druckschmerzschwelle im Schmerzmaximum (MAX) und der Umgebung(ADJ) bei BS		- signifikante höhere Druckschmerzschwelle an Schmerzmaximum (MAX), der direkten Umgebung(ADJ), an HAND und FUSS bei TS
Körperschema	- veränderte Schmerzwahrnehmung - veränderte Körperwahrnehmung		n.a.*
Unerwünschte Ereignisse	- schmerzhafte Prozedur - Kreislaufprobleme - leichte Nackenschmerzen - Kopfschmerzen - Spannungsgefühle - Juckreiz bei Wundheilung - vasovagale Reaktion - Blockade HWS - Durchfall		- leichte Kopfschmerzen - Migräneanfall - Spannungsgefühl - starke Schmerzen und Ziehen nach der ersten Behandlung - Schüttelfrost nach jeder Behandlung - starke Schmerzen nach dem Schröpfen, besonders nachts - zusätzlicher Schmerz am Schröpfort - Müdigkeit - Kribbeln in den Händen und Armen - rechtes Auge unscharf und verschwommen - Verbesserung der Nasenatmung - Tinnitus verstärkt

5. Diskussion

5.1. Zusammenfassung der Ergebnisse

Dies sind die beiden ersten randomisierten kontrollierten Studien im deutsch- und englischsprachigen Raum, die die Wirksamkeit einer einmaligen blutigen Schröpfbehandlung bzw. einer Serie von fünf trockenen Schröpfbehandlungen bei chronischen unspezifischen Nackenschmerzen untersuchten (Stand 30.06.2011).

Die Auswertung von *BluS* ergab, dass Patienten in der Behandlungsgruppe zu T2 signifikant weniger Schmerz (VAS) berichteten. Die Analyse des Schmerzverlaufs (NRS) zeigte, dass die Wirkung des Schröpfens bereits am Tag nach der Schröpfbehandlung einsetzte und bis zum vierten Tag anhielt. Signifikante Ergebnisse zugunsten der Schröpfbehandlung wurden auch beim maximalen Bewegungsschmerz (PRTM) und auf den körperlichen Skalen des SF-36, insbesondere den Subskalen körperlicher Schmerz, körperliche Funktionsfähigkeit sowie der körperlichen Summenskala gefunden. Die Patienten der Behandlungsgruppe gaben einen verbesserten allgemeinen Gesundheitszustand an und sie hatten zu T2 auch signifikant höhere Druckschmerzschwellen (PPT) im Schmerzmaximum und in der direkten Umgebung des Schmerzes. Die Auswertung der Körperschemazeichnungen zeigte weiterhin, dass Blutiges Schröpfen die Körperwahrnehmung verbessern kann. Laut Interviews führte das Schröpfen zu weniger Schmerz bzw. kleineren und besser zu differenzierenden Schmerzarealen, weniger Verspannungen und Schwere. Die Schmerzareale schienen besser in den eigenen Körper integriert zu sein, dies zeigte sich möglicherweise auch durch einen veränderten Sprachgebrauch. Interessanterweise führte jedoch auch die Reflexion im Rahmen der Untersuchung zu einem veränderten Bewusstsein für den Körper. Im Rahmen der Behandlung gab es unerwünschte Ereignisse, diese waren jedoch nicht schwerwiegend und nur von vorübergehender Natur, siehe Abschnitt *Bewertung der Wirksamkeit und Sicherheit* bzw. unter 3.4.7. *Umgang mit kritischen Ereignissen*.

Auch bei *TroS* ergab die Analyse signifikant weniger Schmerz (VAS) zu T2. Eine signifikante Schmerzreduktion (NRS) setzte hier erst nach der vierten Behandlung ein. Weitere Gruppenunterschiede zu T2 ergaben sich für den maximalen Bewegungsschmerz (PRTM), die Beeinträchtigungen durch die Nackenschmerzen (NDI), in der Lebensqualität (SF-36) auf den Subskalen Körperlicher Schmerz, Vitalität, Soziale Funktionsfähigkeit, Psychisches Wohlbefinden und auf der Psychischen Summenskala. Die Patienten in der Behandlungsgruppe gaben zudem einen verbesserten allgemeinen Gesundheitszustand an und sie wiesen zu T2 signifikant höhere Druckschmerzschwellen (PPT) in allen Arealen (MAX; ADJ, HAND, FUSS) auf. Die Körperschemazeichnungen deuten ähnlich wie bei BS darauf hin, dass sich durch die Behandlung Verspannungen und die Schwere reduzierten, dies zeigte sich insbesondere durch rundere Konturen und z.B. durch Schultern, die am Übergang zum Hals nicht mehr „eingedrückt" waren. Auch beim trockenen Schröpfen wurden Nebenwirkungen berichtet, diese waren jedoch auch nur leicht und von vorübergehender Natur, siehe Abschnitt *Bewertung der Wirksamkeit und Sicherheit*.

5.2. Interpretation der Ergebnisse

Allgemein fällt bei der Betrachtung der demographischen und klinischen Daten auf, dass es Unterschiede zwischen den Patienten in *BluS* und in *TroS* gibt, insbesondere bezüglich Gewicht, BMI, Blutdruck. Dies hängt möglicherweise damit zusammen, dass diese Eigenschaften ein wichtiger Bestandteil der Konstitutionsdiagnostik sind und sie somit die Zuordnung zu der jeweiligen Behandlung wesentlich beeinflussen.

Eine solche systematische Zuordnung kann sich natürlich auf die Vergleichbarkeit zwischen den Studien auswirken, so dass die Ergebnisse beider Studien nur mit größter Vorsicht nebeneinander gestellt werden können.

5.2.1. Schmerzen

Beide Studien haben übereinstimmend zeigen können, dass sich durch Schröpfen die Intensität der Nackenschmerzen verringerte. Dieser Effekt lässt sich bei verschiedenen Schmerzvariablen nachweisen, z.B. auf den Skalen Ruheschmerz, Bewegungsschmerz und im Schmerztagebuch. Das Ausmaß dieser Schmerzreduktion ist zwischen den beiden Studien vergleichbar, so führt Schröpfen zu einer Schmerzreduktion auf der VAS von 36,5% (*BluS*) bzw. 42,6% (*TroS*), dies bereits nach einmaligem Blutigen bzw. fünfmaligem Trockenen Schröpfen. Um zu beurteilen, ob diese Schmerzreduktion klinisch bedeutsam ist, wird in der Regel der Minimal Clinical Change (MCC) definiert. Dieser gibt an, um wie viele Einheiten sich eine behandelte Stichprobe im Mittel verbessert haben muss, damit diese als klinisch relevante Verbesserung beurteilt werden kann. Für Schmerzen wird in der Regel eine Reduktion von 2 Punkten auf der NRS oder eine Reduktion um 30% als bedeutsam angesehen (Dworkin et al., 2008), letzteres ist in beiden Studien der Fall.

Das Schmerztagebuch lieferte interessante Informationen darüber, welchen Verlauf die Schmerzen nahmen. Beim Blutigen Schröpfen zeigte sich ein sehr zeitnaher Effekt zur Behandlung, bereits am Tag nach Behandlung waren die Schmerzen signifikant geringer als in der Wartekontrollgruppe. Dies bedeutet, dass die Wirkung „über Nacht" eingetreten war. Der Effekt blieb dann bis zum Tag 4 relativ stabil. Dies entspricht auch den bisherigen Studienergebnissen (Michalsen et al., 2009; Lüdtke et al., 2006) sowie den gängigen Beobachtungen, die Therapeuten in der Praxis oft machen. So wird häufig berichtet, dass eine einmalige Behandlung mit dem Blutigen Schröpfen in kürzester Zeit zur Schmerz- bzw. Beschwerdefreiheit führen kann (Chirali, 2007; Abele, 2003). Dies konnte auch wiederholt im Rahmen der Studie beobachtet werden, so führte z.B. die Behandlung bei einer Patientin, die seit 30 Jahren unter Schmerzen von 80 mm auf der VAS litt, zu kompletter Schmerzfreiheit ab dem Folgetag der Behandlung. Eine Nachfrage nach 6 Monaten ergab zudem, dass die Wirkung beinahe 4 Monate angehalten hatte und die Schmerzen erst danach langsam wieder stärker geworden waren, jedoch noch nicht das Ausmaß von vorher erreicht hatten.

Das Trockene Schröpfen hingegen entfaltet seine Wirkung sukzessive, erst nach der 4. Behandlung war ein signifikanter Behandlungseffekt nachweisbar. Auch dies deckt sich mit den Beobachtungen in der Praxis, wo die Patienten eine substantielle Besserung oft nicht vor der dritten Behandlung wahrnehmen. Da die Wirkung schrittweise eintritt, kann es auch schwierig sein, diese anfangs kleinen Kontraste überhaupt wahrzunehmen. Die unterschiedlichen Zeitpunkte des Wirkungseintritts deuten auf verschiedene Wirkmechanismen dieser beiden Verfahren hin, darauf soll in Abschnitt 5.4. noch ausführlicher eingegangen werden. Interessant wäre bei beiden Methoden die Frage, ob eine größere Anzahl von Behandlungen diesen Effekt noch verstärken kann bzw. wie groß der maximale Effekt ist, der durch Schröpfen erreicht werden kann. Immerhin gibt es in der Literatur zahlreiche Berichte von Patienten, die nach Schröpfen schmerz- bzw. beschwerdefrei waren (Chirali, 2007; Abele, 2003).

Die Auswertung der Schmerztagebücher ergab insgesamt geringere Effekte als die auf der VAS. Es ist unklar, wodurch dies verursacht wurde, möglicherweise hing dies mit der Art der Abfrage zusammen. Während im Schmerztagebuch dreimal täglich nach den Schmerzen gefragt wurde, wurde die VAS nur zu T1 und T2 vorgelegt. Durch die häufige Abfrage im Tagebuch könnte es sein, dass kleine Veränderungen weniger wahrgenommen wurden, während eine Veränderung vor (T1) und nach Behandlung (T2) besser diskriminiert werden konnte. Es könnte sich somit um ein Kontrastphänomen handeln.

5.2.2. Beeinträchtigungen

Die Auswertung des Neck Disability Index ergab lediglich für das Trockene Schröpfen eine signifikante Reduktion der funktionellen Beeinträchtigungen um 7,0 Prozentpunkte auf dem NDI. Dies ist laut Definition jedoch noch keine klinisch relevante Verbesserung, da der MCC in der Literatur üblicherweise als Verbesserung um mindestens 10 Punkte definiert wird (Young et al., 2009; MacDermid et al., 2009). Die Auswertung des NDI als intervallskalierte Variable ist jedoch nicht unumstritten, so konnte eine neuere Item-Response-Analyse zeigen, dass das Instrument nicht unidimensional ist und lediglich eine Nominalskalierung vorliegt (van der Velde et al., 2009).

Die Stärke der Beeinträchtigung vor Behandlung betrug ca. 30 Punkte, dies entspricht laut Definition einer leichten bis moderaten Beeinträchtigung (Vernon &

Mior, 1991). Dies spiegelte sich auch in den Reaktionen der Patienten wieder. Einige der Patienten waren unsicher, was sie ausfüllen sollten, denn sie würden doch alles weiter so tun wie bisher trotz Nackenschmerzen.

5.2.3. Lebensqualität

In beiden Studien kam es zu einer Verbesserung der Lebensqualität, dies z.T. jedoch auf unterschiedlichen Skalen. Während sich bei *BluS* vor allem auf den körperlichen Skalen (körperlicher Schmerz, körperliche Funktion und körperliche Summenskala) signifikante Gruppenunterschiede fanden, waren es bei *TroS* neben dem körperlichen Schmerz vor allem die psychischen Skalen (soziale Funktion, Vitalität, psychisches Wohlbefinden und psychische Summenskala).

Es ist nicht klar, worauf diese Unterschiede zwischen den Studien zurückzuführen sind, so finden sich zu T1 auf diesen Skalen noch keine auffälligen Muster. Eine mögliche Erklärung könnte die Wirkungsweise liefern. Bei *BluS* trat die schmerzreduzierende Wirkung mehr oder weniger sofort ein, dadurch erhöhte sich die Wahrscheinlichkeit, dass die behandelten Patienten vor allem die Veränderungen auf der körperlichen Ebene wahrgenommen haben. Zudem ist es eher unwahrscheinlich, dass sich Veränderungen im sozialen und psychischen Bereich in derart kurzer Zeit zeigen können. Bei *TroS* hingehen ging die Intervention über einen Zeitraum von 2,5 Wochen. Aus dem Schmerztagebuch wurde bereits ersichtlich, dass das Schröpfen nur schrittweise zu Verbesserungen der Schmerzen geführt hat. Zudem wird auch die wiederholte therapeutische Zuwendung in *TroS* das Psychische Wohlbefinden wesentlich beeinflusst haben. Interessant im Zusammenhang mit den unterschiedlichen Effekten erscheint insbesondere die Verbesserung der Vitalität in *TroS*. Beim trockenen Schröpfen handelt es sich nämlich um eine aktivierende Behandlung, die vor allem bei Patienten mit wenig Energie und Vitalität die Durchblutung, den Stoffwechsel und die vitalen Kräfte anregen soll (Chirali, 2007). Inwieweit man diese Ergebnisse verallgemeinern kann, müssen weitere Studien zeigen.

5.2.4. Sensorische Schwellen

Bei den Wahrnehmungsschwellen MDT und VDT wurden keine signifikanten Unterschiede gefunden. Bei der Druckschmerzschwelle hingegen fanden sich signifikante Effekte in beiden Studien.

Bei *BluS* war die Druckschmerzschwelle nur in der schmerzassoziierten Arealen verändert, die Ergebnisse deuten dabei auf eine Abnahme der Empfindlichkeit im Schmerzbereich und in der direkten Umgebung für BS und auf eine Zunahme der Empfindlichkeit für KG_BS hin. Es gibt zwar nur wenige Untersuchungen zur Retest-Reliabilität der Druckschmerzmessung, diese konnten jedoch zeigen, dass bei wiederholten Messungen in kurzem Abstand die Druckschmerzschwelle abnimmt (Ylinen et al., 2007). Die Schröpfbehandlung scheint diesen Effekt umzukehren, statt einer Abnahme wie in der Kontrollgruppe kommt es zu einer Zunahme der Schwelle. Eine Zunahme der Schwelle nach Behandlung ist bereits mehrfach in der Literatur beschrieben, dies konnte beispielsweise für verschiedene Interventionen wie Massagen oder Manipulationen nachgewiesen werden (Mansilla-Ferragut et al., 2009; Frey Law et al., 2008). Die Zunahme der Druckschmerzschwelle in der direkten Umgebung spricht möglicherweise dafür, dass sich die vergrößerten rezeptiven Felder nach Behandlung wieder normalisiert haben. Da eine anhaltende Stimulation der Nozizeptoren auf nozizeptiver oder Rückenmarksebene eine Sensitivierung induzieren und aufrechterhalten kann (Treede et al., 2002), könnte die Schmerzreduktion und die damit verbundene Abnahme des nozizeptiven Inputs diesen Prozess umgekehrt haben.

Der Effekt beim Blutigen Schröpfen ist auf das Schmerzgebiet begrenzt, dies spricht dafür, dass Blutiges Schröpfen eher lokale Effekte erzeugt, während das Trockene möglicherweise eher systemische Effekte auslöst. Bei *TroS* finden sich nämlich signifikante Gruppenunterschiede in allen Arealen. Insbesondere der Effekt an der Hand scheint dem gleichen Muster wie den Effekten im Schmerzareal zu folgen. Ursache dafür könnte in der veränderten Schmerzverarbeitung bei Nackenschmerzen liegen. Es gibt in der Literatur Hinweise darauf, dass bei Patienten mit chronischen Nackenschmerzen eine segmentale Sensitivierung vorliegt (La Touche et al., 2010). Diese soll jedoch, anders als bei Schleudertrauma, nicht zentral bedingt sein (Scott et al., 2005), allerdings gibt es auch hier widersprüchliche Befunde, die auf eine ausgedehnte Sensitivierung hindeuten (Javanshir et al., 2010). Im Fall einer segmentalen Sensitivierung wäre zu erwarten, dass der Verlauf der PPT an der Hand denen im Schmerzgebiet ähnelt, dies scheint hier der Fall zu sein.

Bei einer segmentalen Sensitivierung würde man weiter annehmen, dass die Schmerz-verarbeitung am Fuß nicht gestört ist, eine wiederholte Messung in großen zeitlichen Abständen sollte, ähnlich wie bei Gesunden bereits gezeigt, eher zu einer Zunahme der Schwelle führen (Persson et al., 2004). Eine Zunahme der Schwelle zeigte sich sowohl in der Behandlungs- als auch in der Kontrollgruppe, dies würde den Erwartungen entsprechen. Der Effekt in der Behandlungsgruppe war zudem doppelt so groß wie in der Kontrollgruppe, das Schröpfen scheint demzufolge auch die Schmerzverarbeitung in nicht segmentalen Arealen zu beeinflussen. Zusammen mit den Effekten in den Schmerzgebieten und an der Hand spricht dieser Befund also dafür, dass das Schröpfen eine eher zentral vermittelte Wirkung ausübt.

Ausgehend von den Ergebnissen stellt sich die Frage, warum nur das Trockene Schröpfen, nicht jedoch das Blutige Schröpfen die möglicherweise gestörte Druckschmerz-empfindlichkeit an der Hand beeinflusst hat. Diese Frage kann letztlich nicht ausreichend beantwortet werden, aber es müssen mindestens zwei Faktoren berücksichtigt werden: Zum einen wurden im Rahmen der Studie zwei sehr unterschiedliche Interventionen angewendet, zudem sind Behandlungsanzahl und Messzeitpunkte nicht annähernd vergleichbar. Weiterhin ist nicht klar, inwieweit Unterschiede der Patienten in den beiden Behandlungsarmen auf eine unterschiedliche Pathologie der Nackenschmerzen hindeuten. Nach der gängigen Literatur (Abele, 2003; Bachmann & Pecker, 1978; Chirali, 2007) handelt es sich hierbei nämlich um eine andere Klientel, die sich hinsichtlich allgemeiner Konstitution und Symptomatik, möglicherweise auch hinsichtlich der Ätiologie, unterscheiden. Möglicherweise gilt das auch hinsichtlich der Schmerzverarbeitung, bislang gibt es dazu jedoch keine systematischen Untersuchungen, die diese Klientel getrennt voneinander betrachtet haben.

5.2.5. Körperwahrnehmung

Die Körperwahrnehmung wurde mittels Zeichnungen und Interviews erfasst. Die Auswertung der Zeichnungen hat gezeigt, dass Patienten mit Nackenschmerzen Probleme hatten, ihre Körperumrisse komplett wiederzugeben. Zudem wurden bestimmte Bereiche vergrößert, eingedrückt oder sehr kantig dargestellt, dies korrespondierte häufig mit Verspannungen in diesen Bereichen. Nach dem Blutigen Schröpfen berichtete und zeichnete eine Patientin, dass ihr Rücken geschrumpft sei. Andere Teilnehmer zeichneten einzelne Körperteile wieder so ein, dass eine Verbindung zwischen ihnen erkennbar war. Beim Trockenen Schröpfen enthielten die Zeichnungen weniger Dellen oder eingedrückte Stellen, gleichzeitig berichteten die Patienten, dass ihnen eine Last von den Schultern genommen worden war. In einem nächsten Schritt soll versucht werden, bestimmte wiederkehrende Merkmale zu kategorisieren, um so ein Reaktionsmuster für Blutiges und Trockenes Schröpfen zu identifizieren. Dies war jedoch nicht mehr Inhalt der vorliegenden Dissertation.

Zudem wurde mit sechs Patienten aus *BluS* ein qualitatives Interview geführt, um die Erfahrungen mit den Nackenschmerzen und mit der Behandlung zu erfassen. Diese haben gezeigt, dass die Wahrnehmung des Körpers sehr stark durch die Schmerzen im Nacken beeinflusst wird. Es wurde z.B. wiederholt von der Dominanz der Schmerzen gesprochen, die es den Patienten schwierig bis unmöglich machte, auch andere Teile des Körpers bewusst in den Blick zu nehmen. Diese Verlagerung der Aufmerksamkeitsressourcen bei Schmerzen ist schon seit langem bekannt, sie wird mit einer Informationsverarbeitungs-priorität für Schmerz begründet, die ontogenetisch und evolutionär bedingt ist (Eccleston & Crombez, 1999). Weiterhin wurde der Schmerz sehr undifferenziert wahrgenommen und Patienten berichteten, dass sie Probleme mit der Abgrenzung des Schmerzgebietes hatten. Dies entspricht den neurophysiologischen Befunden bei chronischen Schmerzen, nach denen sich vor allem im Rückenmark und zentralnervös die Informations- und die Schmerzverarbeitung verändern. Dies könnte zur Entfremdung vom eigenen Körper beitragen, dem Gefühl, dass der Körper nur noch aus einem Nacken und dazugehörigen Schmerz besteht. Die Interviews deuten weiter darauf hin, dass der Schmerz als etwas Fremdes und Unvorhersehbares wahrgenommen wird, dies entspricht dem gängigen Schmerzbewusstsein der westlichen industrialisierten Welt (Müller-Busch, 2007). Demzufolge existiert auch bei den meisten Patienten die Ansicht, dass Schmerz nicht etwa Teil des subjektiven Erlebens des eigenen Körpers sondern fremdartig und böse ist und demzufolge mit speziellen Therapien bekämpft werden muss (Müller-Busch, 2007). Dies korrespondiert sehr stark mit einer externalen Kontrollüberzeugung, d.h. der Überzeugung, dass man selbst keinen Einfluss mehr auf die Erkrankung hat. Insbesondere bei chronischen Schmerzen ist die internale Kontrollüberzeugung meist Resignation und Hilflosigkeit gewichen (Kröner-Herwig, 2007). Dies zeigt sich auch deutlich in den Interviews, in denen meist davon gesprochen wird, dass man sich behandeln oder sich reparieren lässt. Die eigenen Anteile an dem Symptom Schmerz werden nicht mehr wahrgenommen. Demzufolge ist auch der Umgang mit den Schmerzen durch passive Strategien dominiert, dies sind Ablenken oder eben reparieren lassen.

Als Ziel der Behandlungen wird nicht nur die Symptombeseitigung genannt, vielmehr wird deutlich, dass der dahinterliegende Antrieb der Erhalt der Funktionsfähigkeit ist. Die Patienten wollen funktionieren, ihre Arbeit erledigen. Vielfach war in persönlichen Gesprächen von „müssen" die Rede. Selbst unter großen Schmerzen gilt die Devise Durchhalten.

Dieses Konzept war in der psychologischen Schmerzforschung lange Zeit vernachlässigt worden, oft wurde nur auf das sogenannte Vermeidungsverhalten (Lethem et al., 1983; Vlaeyen & Linton, 2000) verwiesen. Diesem Modell nach werden insbesondere durch Angst vor Schmerzen sämtliche Aktivitäten eingeschränkt, die mit Schmerzen assoziiert werden. Wie in der Einleitung bereits beschrieben, führt dies oft zu einer körperlichen Dekonditionierung, welche die Chronifizierung der Schmerzen fördert. Neben dem Vermeidungsverhalten existiert parallel dazu das Konzept des Durchhalteverhaltens (Endurance behaviour) (Hasenbring, 1993; Hasenbring & Verbunt, 2010), welches jedoch noch nicht so etabliert ist. In diesem Modell werden vor allem Kognitionen zum Durchhalten beschrieben, z.B. rufen sich Patienten dazu auf, „sich nicht gehenzulassen" oder „die Zähne zusammenzubeißen": Dies führt oft dazu, dass sich die Patienten zwingen, Aktivitäten auszuführen, die sie dann wegen zunehmender Schmerzen wieder abbrechen müssen. Gleichzeitig leiden die Patienten darunter, dass sie nicht entspannen können. Bei Patienten mit einem Lumbago-Ischias-Syndrom scheint es, zumindest beim Durchhalte-Typ, nämlich auch ein Bedürfnis zu geben, sich fallen lassen zu können und gepflegt zu werden (Hasenbring, 1993).

Auf den ersten Blick scheinen sich diese beiden Strategien auszuschließen. Aus den Interviews wurde jedoch deutlich, dass beide parallel existieren. Auf der einen Seite werden Bewegungen vermieden, die die Schmerzen verstärken. Dies betrifft jedoch vornehmlich den privaten und den Freizeitbereich. Bei allen Arbeiten im häuslichen Bereich oder im Beruf hingegen wird durchgehalten, da es in den Augen der Patienten keine Alternativen gibt. „Es muss" war in diesem Zusammenhang eine gängige Aussage. Zusammen mit den bereits bestehenden Schmerzen, Schonhaltungen und auffälligen Bewegungsmustern führt dieses Verhalten allerdings zu einer Verschlimmerung der Beschwerden. Stress und Anspannung wirken durch den erhöhten Muskeltonus als Katalysator.

Durch die Schröpfbehandlung kam es zu einer Abnahme der Nackenschmerzen sowie zu einer Verkleinerung der Schmerzareale. Diese Areale konnten zudem besser eingegrenzt werden, und es fiel den Patienten nach der Behandlung leichter, den Schmerzursprung zu lokalisieren. Dies führte in einigen Fällen paradoxerweise dazu, dass die Schmerzen an dieser Stelle wieder stärker wahrgenommen wurden. Es liegt vermutlich daran, dass die Schmerzen nach Behandlung viel punktueller waren und sich damit der Kontrast zum restlichen Körper erhöhte. Vorher wurde der Schmerz hingegen oft als großflächig und undifferenziert beschrieben.

Durch die Veränderungen im Schmerzempfinden kam es möglicherweise auch zu einer veränderten Körperwahrnehmung, so wurden beispielsweise die Körperkonturen besser wahrgenommen. Der Nacken fühlte sich runder an, weniger verspannt und insgesamt erleichtert. Der Wechsel von der passiven Sprache zur aktiven Sprache innerhalb der Interviews deutet zudem darauf hin, dass die Integrität des Körpers möglicherweise wiederhergestellt wurde, dass der Patient wieder einen Zugang zu seinem Körper gefunden hatte.

Nicht zuletzt haben eventuell auch die Interviews bereits Interventionscharakter. So wurde von Patienten berichtet, dass die Aufmerksamkeitslenkung auf den Schmerz und nichtschmerzhafte Körperareale das Bewusstsein gegenüber dem Körper gefördert hätte. Dies könnte prinzipiell auch therapeutische Wirkungen erzielen, so werden bei Rückenschmerzen auch propriozeptive Trainings angeboten. Es wird angenommen, dass ein Training der Wahrnehmung des Körpers einen positiven Einfluss auf Schmerzen hat, dies wurde z.B. bei Phantomschmerzen gezeigt (Flor et al., 2001; Moseley & Wiech, 2009). Zum anderen hat sich auch die Mindfulness-Based-Stress-Reduction (MBSR), also eine Schulung der Achtsamkeit, als wirksam bei chronischen Schmerzen erwiesen (Rosenzweig et al., 2010).

5.3. Zufriedenheit und Sicherheit

Die Patienten waren mit den Behandlungen im Durschnitt sehr zufrieden. Viele von ihnen waren überrascht, dass die Behandlung ihrer Beschwerden erfolgreich war, vor allem, da sie vor der Studie mit dem Schröpfen noch nie in Kontakt gekommen waren. Zwischen einem Drittel und der Hälfte der Patienten zog sogar eine Fortführung der Behandlung in Erwägung. Besonders positiv aufgefallen war den meisten Patienten die entspannende Wirkung der Behandlung, so bewerteten die Patienten in die Entspannung während der Behandlung mit 62,2 (*BluS*) bzw. 91,2 (*TroS*) auf einer 100-mm VAS.

Weiterhin wurde neben einer Schmerzlinderung berichtet, dass die Muskulatur sich gelockert und die Beweglichkeit sich verbessert hätte, dass sie unter weniger Kopfschmerzen litten und insgesamt ein besseres Befinden verspürten.

In beiden Studien wurden auch die Nebenwirkungen erfasst. Der Großteil der Nebenwirkungen umfasste leichte Schmerzen während der Behandlung (nur *BluS*), Schmerzen bzw. Spannungsgefühle nach dem Schröpfen. Einige Patienten klagten auch über Kopfschmerzen oder Migräne. Es ist unklar, inwiefern die Behandlung kausal für die jeweiligen Beschwerden war, ein Zusammenhang zwischen Schröpfen im Nacken und Kopfschmerzen ist jedoch recht plausibel, diese Nebenwirkungen waren jedoch vorübergehender Natur.

Bei zwei Patientinnen aus *BluS* wurden stärkere Nebenwirkungen beobachtet. Eine Patientin erlitt eine vasovagale Reaktion, bei der anderen Patientin kam es zu einer Blockade im HWS Bereich. Diese Ereignisse wurden in einer Ad-hoc-Kommission (siehe Abschnitt 3.4.7. Umgang mit kritischen Ereignissen) diskutiert, um das Auftreten weiterer derartiger Nebenwirkungen im Rahmen der Studie zu vermeiden. Insgesamt handelte es sich bei allen Vorkommnissen um leichte und vorübergehende Nebenwirkungen. Nichts desto trotz zeigen sie die Notwendigkeit auf, diese systematischer und umfassender zu untersuchen, da es in der Literatur kaum Berichte über Nebenwirkungen gibt. Case Reports zum Schröpfen können zwar interessante Einzelfälle darstellen, die regelmäßig auftretenden Effekte sind jedoch unterrepräsentiert.

5.4. Integration in den bisherigen Wissensstand

Bisher ist der Kenntnisstand zum Schröpfen relativ gering, vor allem was die Wirkungsweise dieser Verfahren betrifft. Während das Blutige Schröpfen vermutlich eher durch lokale Effekte seine Wirkung erzielt, wird beim Trockenen Schröpfen eher von systemischen Wirkmechanismen ausgegangen (Bachmann & Pecker, 1978; Chirali, 2007). Vergleicht man die Ergebnisse der beiden Studien miteinander, so scheint sich dies zu bestätigen.

Beim Blutigen Schröpfen kam es innerhalb kürzester Zeit zu einer signifikanten Schmerzreduktion. Durch die Ausleitung von Blut und Gewebeflüssigkeiten wird direkt das Gewebe entlastet, Durchblutung und Lymphfluss angeregt. Möglicherweise wurden durch die Ausleitung auch direkt entzündungsfördernde Substanzen bzw. Toxine entzogen, dies ist jedoch zum jetzigen Zeitpunkt nur Spekulation. Dass Bindegewebsverquellungen tatsächlich aufgelöst bzw. beseitigt wurden, konnte zwar an Einzelfällen beobachtet werden, dies muss jedoch noch systematischer untersucht werden.

Die aufgetretenen Nebenwirkungen passen zu den eben beschriebenen Wirkmechanismen. So wurde postuliert, dass es durch das Blutige Schröpfen, ähnlich wie beim Aderlass, zu einem Blutvolumenverlust kommt. Zum anderen werden die Blutgefäße im Schröpfgebiet weitgestellt, dies wiederum wirkt reflektorisch auf den Parasympathikus und kann im schlimmsten Fall zum Kreislaufkollaps führen, wie er bei einer Patientin beobachtet wurde.

Beim Trockenen Schröpfen wird angenommen, dass es über das Setzen einer künstlichen Extravasate zu einer reflektorischen Erhöhung der Durchblutung und des Stoffwechsels im geschröpften Areal kommt (Bachmann & Pecker, 1978; Chirali, 2007). Ein solcher Prozess würde jedoch einen längeren Zeitraum benötigen (Emerich, 2011), dies passt zu den Ergebnissen dieser Studie, wonach eine signifikante Reduktion von Schmerzen erst nach der vierten Behandlung gefunden wurde. Zudem soll das Trockene Schröpfen eine systemische Wirkung über eine veränderte Hämoxygenase-1 (HO-1) Gen-Expression (Kwong et al., 2009; Nascimento & Branco, 2007; Nascimento & Branco, 2009; Soares et al., 2009) bzw. eine Reizung des Immunsystems erzielen (Bachmann, Pecker, 1978; Chirali, 2007). Dies könnte evtl. die veränderten Druckschmerzschwellen im Schmerzgebiet sowie an Hand und Fuß erklären.

Nicht zuletzt werden auch verschiedene unspezifische Effekte zur Wirkung der Behandlung beigetragen haben, insbesondere Erwartungs-, Kontext- und Konditionierungseffekte, welche üblicherweise unter der Placeboreaktion zusammengefasst werden.

Auch hier sind einige der Nebenwirkungen durchaus mit den Wirkmechanismen zu erklären, so sind insbesondere leichte muskelkaterartige Nackenschmerzen und Verspannungen nach Behandlung durch eine kurzzeitige Ischämie im Schröpfgebiet erklärbar, die durch das zeitweise Abkoppeln vom Blutkreislauf entstanden sein kann. Dies könnte auch die Kopfschmerzen und die verschwommene Sicht erklären.

In der Literatur wurde beispielweise ein Schlaganfall beschrieben, nachdem im Nackenbereich geschröpft worden war (Blunt & Lee, 2010). Als mögliche Erklärung wird auch eine Gefäßschädigung durch das Schröpfen diskutiert. Insgesamt zeigt sich, dass auch im Bereich der Nebenwirkungen beim Trockenen Schröpfen noch Forschung notwendig ist, um gute Voraussetzungen für die sichere Anwendung dieses Verfahrens zu evaluieren.

5.5. Schwächen der Studie

Die Aussagekraft der Studien ist durch mehrere Faktoren eingeschränkt, unter anderen durch eine relativ kleine Stichprobe und die Wahl von passiven Wartekontrollgruppen. Es existieren zwar Versuche, ein Placebo zum Schröpfen zu entwickeln (Lee et al., 2010), jedoch hat sich bislang keine Methode als ausreichend valide herausgestellt bzw. in der Forschung etabliert. Ein Schröpf-Placebo könnte beispielsweise mit Klebstoffen arbeiten, um das Schröpfglas zu fixieren, alternativ könnte ein sehr geringes Vakuum verwendet werden, dies wäre dann eine Art Minimalschröpfen. Unserer Erfahrung nach spürt ein Großteil der Patienten jedoch den Unterschied zwischen einem festgesaugten und einem lediglich aufgesetzten Schröpfglas, selbst diejenigen, die vorher noch keinerlei Erfahrung mit dem Schröpfen hatten. Beim blutigen Schröpfen müsste das Placebo zudem höheren Anforderungen genügen, da das Skarifizieren der Haut ein wesentlicher Bestandteil der Therapie ist. Nicht zuletzt müsste das Blut in den Schröpfgläsern nachgestellt werden, um eine realistische Placebo-Situation zu schaffen. Es ist außerdem fraglich, ob eine Placebo-Bedingung unbedingt notwendig ist. So zeigt ein aktuelles Review zu konventionellen Behandlungen bei Nackenschmerzen, dass Placebo und Wartekontrollgruppen vergleichbare Effekte hinsichtlich der Intensität der Nackenschmerzen haben (Vernon et al., 2006).

Eine andere Schwäche der Studie betrifft die fehlende Verblindung, sowohl auf der Seite der Datenerheber als auch der Therapeuten. Dies war jedoch aus verschiedenen Gründen praktisch nicht möglich, u.a. wegen der Koordination der Behandlungstermine. Zum anderen waren die Schröpfmale meist noch zum Zeitpunkt der Abschlussmessungen erkennbar. Es wurde jedoch bei den Messungen darauf geachtet, dass die Patienten die Fragebögen selbstständig und ohne Kontakt zu den Datenerhebern ausfüllten, um den Bias der sozialen Erwünschtheit zu minimieren. Die Patienten wurden zudem wiederholt gebeten, alle Erfahrungen, auch die negativen, anzugeben und zu berichten, um ein umfassendes Bild der Therapie zu erhalten.

Weiterhin kann die frühe Randomisierung an Tag 0 die Ausgangswerte zu T1 sowie die Therapieergebnisse beeinflusst haben. Dies kann jedoch vernachlässigt werden, da die Ausgangswerte zwischen den Gruppen vergleichbar waren und es keine signifikanten Baselineunterschiede bzgl. Schmerzen oder anderer Parameter gab.

Nicht zuletzt können die Ergebnisse durch die erlaubte Ko-Medikation bzw. Ko-Therapie beeinflusst worden sein. Die Analyse zeigte jedoch deutlich, dass sowohl die Medikamenteneinnahme als auch die Inanspruchnahme anderer Therapieverfahren zu einem sehr geringen Anteil erfolgte. Der Einfluss dieser Therapien auf die Ergebnisse kann demnach ohne Bedenken vernachlässigt werden.

5.6. Stärken der Studie

Die Studien zeichnen sich insbesondere durch eine strikte Randomisierung und standardisierte validierte Messinstrumente aus. Trotz der begrenzten Aussagekraft konnte gezeigt werden, dass Schröpfen zu einer klinisch relevanten Schmerzreduktion von 36,5% (BS) bzw. 42.6% (TS) führt, dies bereits nach einmaligen Blutigem bzw. fünfmaligen Trockenem Schröpfen. Die Effektstärke der VAS beim Blutigen Schröpfen liegt bei $d=0.9$; beim Trockenen Schröpfen wurde ein Wert von $d=1.15$ erreicht, beides entspricht per Definitionem einem großen Effekt.

Behandlungseffekte konnten nicht nur auf subjektiven Messinstrumenten gezeigt werden, sondern auch mittels objektiver Messungen, wie etwa der Druckschmerzschwelle. Diese ist im Gegensatz zu Fragebögen weniger anfällig für Erwartungseffekte, da die Messung von den Patienten nicht so leicht durchschaut und beeinflusst werden kann. Zudem konnte die Relevanz der Körperwahrnehmung sowie deren Veränderung durch die Behandlung mit qualitativen Methoden erfasst werden. Nicht zuletzt wurde auch der Einfluss der Schmerzen auf den Alltag thematisiert, da dies mindestens ebenso wichtig ist wie eine klinisch gemessene Schmerzreduktion auf der VAS.

Durch qualifizierte Therapeuten und eine intensive Betreuung wurden zudem nur wenige Patienten im Verlauf der Studie verloren, insgesamt lag die Drop-Out-Rate unter 10%.

5.7. Ausblick

Dies waren die beiden ersten Studien, die die Wirksamkeit des Blutigen und Trockenen Schröpfens bei chronischen unspezifischen Nackenschmerzen untersucht haben. Mit weiteren Studien müssen diese Ergebnisse nun bestätigt werden.

Die Ergebnisse der Studien werfen aber auch einige Fragen auf. So ist beispielsweise zu klären, inwieweit Patienten mit verschiedenen Indikationen auch unterschiedliche Pathologien aufweisen und wie weit dies die Wirksamkeit des Schröpfens beeinflusst. In der Literatur werden auch häufig Fälle beschrieben, in denen die falsche Schröpfbehandlung gewählt wurde und dies zur Symptomverschlimmerung geführt hat. Dies sollte systematisch aufgebarbeitet und könnte in weiteren Versuchen getestet werden.

Geklärt werden sollte weiterhin, ob sich der Behandlungserfolg durch eine häufigere oder intensivere Anwendung steigern lässt und wie groß die optimale Anzahl von Behandlungen im Einzelfall ist. Da der Nachbefragungszeitraum sehr kurz gewählt wurde, sind zudem keine Aussagen über eine Langzeitwirkung möglich, dies müsste in weiteren Studien untersucht werden.

Neben klinischen sind insbesondere grundlagenwissenschaftliche Studien notwendig, die sich genauer mit den Wirkmechanismen des Schröpfens befassen. Dies könnte auch das Wissen über mögliche Nebenwirkungen erweitern. Nebenwirkungen müssen sorgfältig dokumentiert werden, um die Anwendung des Schröpfens sicherer zu gestalten.

Insgesamt sind die Ergebnisse dieser Studien jedoch sehr vielversprechend und es wird sicher ein lohnendes Unterfangen sein, dieses seit Jahrtausenden bewährte Verfahren weiter zu erforschen.

6. Zusammenfassung

Ziel der vorliegenden Studien war die Untersuchung der Wirksamkeit des Blutigen und Trockenen Schröpfens bei chronischen unspezifischen Nackenschmerzen. Zu diesem Zweck wurden zwei parallele Studien durchgeführt, eine zum Blutigen und eine zum Trockenen Schröpfen. In diese Studien wurden jeweils 50 Patienten mit chronischen unspezifischen Nackenschmerzen entsprechend ihrer Beschwerden und körperlichen Konstitution eingeschlossen und jeweils 1:1 in Behandlungsgruppe oder Wartekontrollgruppe randomisiert. Die Behandlungsgruppen wurden im Rahmen der Studie einmal blutig bzw. fünfmal trocken geschröpft. Vor und nach Behandlung wurden neben Schmerzfragebögen, Fragebögen zu Beeinträchtigungen und zu Lebensqualität auch Veränderungen auf mechanischen Berührungs- und Schmerzschwellen gemessen, um Effekte in der sensorischen Schmerzverarbeitung zu testen. Mittels Zeichnungen und qualitativer Interviews wurde außerdem versucht, die Körperwahrnehmung und deren Einfluss auf den Alltag zu erfassen.

Die Ergebnisse der vorliegenden Studien zeigen, dass sowohl Blutiges als auch Trockenes Schröpfen zu einer signifikanten Reduktion von Nackenschmerzen (VAS) führten. Beim Blutigen Schröpfen trat dieser Effekt bereits am Tag nach der Behandlung ein, beim Trockenen Schröpfen war ein signifikanter Unterschied erst ab der vierten Behandlung nachweisbar. Weiterhin litten die Behandlungsgruppen nach Behandlung an signifikant weniger bewegungsinduziertem Schmerz (PRTM), beim Trockenen Schröpfen reduzierten sich zusätzlich die nackenschmerzspezifischen Beeinträchtigungen (NDI). In beiden Studien berichteten die Behandlungsgruppen eine signifikant gestiegene Lebensqualität (SF-36). Neben den Ergebnissen der Fragebögen konnten in beiden Studien Effekte auf der Druckschmerzschwelle (PPT) nachgewiesen werden, diese implizieren einen möglichen Einfluss der Behandlung auf die Schmerzverarbeitung.

Die Zeichnungen und Interviews ergaben eine möglicherweise gestörte Körperwahrnehmung im Zusammenhang mit chronischen Nackenschmerzen. Der Umgang mit den Schmerzen beinhaltete im Wesentlichen die Strategien Ablenken, Durchhalten und Sich-reparieren-lassen, mit dem Ziel, funktionsfähig zu bleiben. Schröpfen konnte sowohl die Wahrnehmung der Schmerzen als auch des Körpers verändern, der Nackenbereich wurde nach Behandlung als leichter und lockerer beschrieben, in den Zeichnungen korrespondierte dies mit kleineren Schultern sowie runderen und fließenden Übergängen am Hals und den Schultern.

Zusammengefasst scheinen sowohl das Blutige als auch das Trockene Schröpfen geeignete Therapieverfahren für die Behandlung chronischer Nackenschmerzen zu sein. Weitere Forschung ist jedoch notwendig, diese Ergebnisse zu bestätigen und den wissenschaftlichen Kenntnisstand zu erweitern.

7. Literaturverzeichnis

1. Abele, J. (2003): Das Schröpfen: eine bewährte alternative Heilmethode. 5. Auflage. München: Urban & Fischer Verlag.
2. Abele, U.,Stiefvater, E.W. (1996): Aschner - Fibel. 13. Auflage. Haug-Verlag.
3. Ahmadi, A., Schwebel, D.C., Rezaei, M. (2008):The efficacy of wet-cupping in the treatment of tension and migraine headache. Am. J. Chin. Med. 36, 37-44.
4. AlBedah, A., Khalil, M., Elolemy, A., Elsubai, I., Khalil, A. (2011):Hijama (cupping): a review of the evidence. FACT. 16, 12-16.
5. Ariens, G.A., Borghouts, J.A., Koes, B.W. (1999): Neck Pain. Seattle: IAS Press;s. bes. S. 235-255.
6. Aschner, B.,Müller, I.W. (1995): Technik der Konstitutionstherapie: Mit 150 Fallbeispielen aus der Praxis. 7. Auflage . Heidelberg: Haug-Verlag.
7. Augustin, M.,Schmiedel, V. (2003): Leitfaden Naturheilkunde: Methoden, Konzepte und praktische Anwendung. 4. Auflage. Stuttgart: Urban & Fischer Verlag.
8. Bachmann, G.,Pecker, F. (1978): Die Schröpfkopfbehandlung. 3. Auflage. Heidelberg: Haug-Verlag.
9. Binder, A. (2007):The diagnosis and treatment of nonspecific neck pain and whiplash. Eura Medicophys. 43, 79-89.
10. Birbaumer, N., Lutzenberger, W., Montoya, P., Larbig, W., Unertl, K., Topfner, S., Grodd, W., Taub, E., Flor, H. (1997):Effects of regional anesthesia on phantom limb pain are mirrored in changes in cortical reorganization. J. Neurosci. 17, 5503-5508.
11. Blunt, S.B.,Lee, H.P. (2010):Can traditional "cupping" treatment cause a stroke? Med. Hypotheses. 74, 945-949.

12 Borghouts, J., Janssen, H., Koes, B., Muris, J., Metsemakers, J., Bouter, L. (1999):The management of chronic neck pain in general practice. A retrospective study. Scand. J. Prim. Health Care. 17, 215-220.

13 Borghouts, J.A., Koes, B.W., Bouter, L.M. (1998):The clinical course and prognostic factors of non-specific neck pain: a systematic review. Pain. 77, 1-13.

14 Bovim, G., Schrader, H., Sand, T. (1994):Neck pain in the general population. Spine (Phila Pa. 1976). 19, 1307-1309.

15 Brain, P. (2009): Galen on Bloodletting: A Study of the Origins, Development and Validity of His Opinions, with a Translation of the Three Works. Cambridge University Press.

16 Braun, M., Schwickert, M., Nielsen, A., Brunnhuber, S., Dobos, G., Musial, F., Ludtke, R., Michalsen, A. (2011):Effectiveness of traditional Chinese "gua sha" therapy in patients with chronic neck pain: a randomized controlled trial. Pain Med. 12, 362-369.

17 Bray, H.,Moseley, G.L. (2011):Disrupted working body schema of the trunk in people with back pain. Br. J. Sports Med. 45, 168-173.

18 Bullinger, M.,Kirchberger, I. (1998): SF-36. Fragebogen zum Gesundheitszustand. Handanweisung. Göttingen: Hogrefe.

19 Bullinger, M., Kirchberger, I., Ware, J. (1995):The German SF-36 health survey translation and psychometric testing of a generic instrument for the assessment of health-related quality of life. Journal of Public Health. 3, 21-36.

20 Cao, H., Zhu, C., Liu, J. (2010):Wet cupping therapy for treatment of herpes zoster: a systematic review of randomized controlled trials. Altern. Ther. Health Med. 16, 48-54.

21 Chirali, I. (2007): Traditional Chinese Medicine Cupping Therapy. 2. Auflage. Philadelphia, PA: Elsevier Churchill Livingston.

22 Cote, P., Kristman, V., Vidmar, M., Van Eerd, D., Hogg-Johnson, S., Beaton, D., Smith, P.M. (2008):The prevalence and incidence of work absenteeism involving neck pain: a cohort of Ontario lost-time claimants. Spine (Phila Pa. 1976). 33, S192-8.

23 Cramer, H., Baumgarten, C., Lauche, R., Choi, K.E., Musial, F., Dobos, G. (2009):Sensory processing in chronic neck pain patients is improved after two

weeks of topical heat application – a randomized controlled trial. European Journal of Integrative Medicine. 2, 197.

24 Cramer, H., Hohmann, C., Lauche, R., Haller, H., Lüdtke, R., Michalsen, A., Langhorst, J., Musial, F., Dobos, G. (2011):Randomized Controlled Trial of Iyengar Yoga for Chronic Neck Pain. Journal of Traditional Chinese Medicine. 31, 17.

25 Cui, J., Mascarenhas, V., Moradkhan, R., Blaha, C., Sinoway, L.I. (2008):Effects of muscle metabolites on responses of muscle sympathetic nerve activity to mechanoreceptor(s) stimulation in healthy humans. Am. J. Physiol. Regul. Integr. Comp. Physiol. 294, R458-66.

26 Deutsche Gesellschaft für Allgemeinmedizin und Familienmedizin e.V. (DEGAM). (2009):DEGAM Leitlinie Nr. 13 - Nackenschmerzen. AWMF Register Nr. 053/007.

27 Dicke, E. (1953): Meine Bindegewebsmassage. Stuttgart: Hippokrates.

28 Dworkin, R.H., Turk, D.C., Wyrwich, K.W., Beaton, D., Cleeland, C.S., Farrar, J.T., Haythornthwaite, J.A., Jensen, M.P., Kerns, R.D., Ader, D.N., Brandenburg, N., Burke, L.B., Cella, D., Chandler, J., Cowan, P., Dimitrova, R., Dionne, R., Hertz, S., Jadad, A.R., Katz, N.P., Kehlet, H., Kramer, L.D., Manning, D.C., McCormick, C., McDermott, M.P., McQuay, H.J., Patel, S., Porter, L., Quessy, S., Rappaport, B.A., Rauschkolb, C., Revicki, D.A., Rothman, M., Schmader, K.E., Stacey, B.R., Stauffer, J.W., von Stein, T., White, R.E., Witter, J., Zavisic, S. (2008):Interpreting the clinical importance of treatment outcomes in chronic pain clinical trials: IMMPACT recommendations. J. Pain. 9, 105-121.

29 Eccleston, C.,Crombez, G. (1999):Pain demands attention: a cognitive-affective model of the interruptive function of pain. Psychol. Bull. 125, 356-366.

30 Emerich, M. (2011): Lokale, mittels Mikrodialyse gemessene Stoffwechselveränderungen durch Schröpfen -eine explorative, randomisierte Studie an Gesunden und Patienten mit chronischen Nackenschmerzen. Inaugural Dissertation . Freiburg i.Br.: Albert-Ludwigs-Universität Freiburg.

31 Erler, J. (1952):Über das Schröpfen. Hippokrates. 23, 413-415.

32 Ernst, M.,Lee, M.H. (1986):Sympathetic effects of manual and electrical acupuncture of the Tsusanli knee point: comparison with the Hoku hand point sympathetic effects. Exp. Neurol. 94, 1-10.

33   Ezzo, J., Haraldsson, B.G., Gross, A.R., Myers, C.D., Morien, A., Goldsmith, C.H., Bronfort, G., Peloso, P.M., Cervical Overview Group. (2007):Massage for mechanical neck disorders: a systematic review. Spine (Phila Pa. 1976). 32, 353-362.

34   Farhadi, K., Schwebel, D.C., Saeb, M., Choubsaz, M., Mohammadi, R., Ahmadi, A. (2009):The effectiveness of wet-cupping for nonspecific low back pain in Iran: a randomized controlled trial. Complement. Ther. Med. 17, 9-15.

35   Fejer, R., Hartvigsen, J., Kyvik, K.O. (2006a):Heritability of neck pain: a population-based study of 33,794 Danish twins. Rheumatology (Oxford). 45, 589-594.

36   Fejer, R., Kyvik, K.O., Hartvigsen, J. (2006b):The prevalence of neck pain in the world population: a systematic critical review of the literature. Eur. Spine J. 15, 834-848.

37   Flor, H., Birbaumer, N., Schugens, M.M., Lutzenberger, W. (1992):Symptom-specific psychophysiological responses in chronic pain patients. Psychophysiology. 29, 452-460.

38   Flor, H., Birbaumer, N., Turk, D.C. (1987): Ein Diathese-Stress-Modell chronischer Rückenschmerzen: Empirische Überprüfung und therapeutische Implikationen. Weinheim: Edition Medizin;s. bes. S. 37-54.

39   Flor, H., Braun, C., Elbert, T., Birbaumer, N. (1997):Extensive reorganization of primary somatosensory cortex in chronic back pain patients. Neurosci. Lett. 224, 5-8.

40   Flor, H., Denke, C., Schaefer, M., Grusser, S. (2001):Effect of sensory discrimination training on cortical reorganisation and phantom limb pain. Lancet. 357, 1763-1764.

41   Flor, H., Schugens, M.M., Birbaumer, N. (1992):Discrimination of muscle tension in chronic pain patients and healthy controls. Biofeedback Self Regul. 17, 165-177.

42   Flor, H.,Turk, D.C. (1989):Psychophysiology of chronic pain: do chronic pain patients exhibit symptom-specific psychophysiological responses? Psychol. Bull. 105, 215-259.

43   Flothow, A., Zeh, A., Nienhaus, A. (2009):Unspecific back pain - basic principles and possibilities for intervention from a psychological point of view. Gesundheitswesen. 71, 845-856.

44 Frey Law, L.A., Evans, S., Knudtson, J., Nus, S., Scholl, K., Sluka, K.A. (2008):Massage reduces pain perception and hyperalgesia in experimental muscle pain: a randomized, controlled trial. J. Pain. 9, 714-721.

45 Gandevia, S.C.,Phegan, C.M. (1999):Perceptual distortions of the human body image produced by local anaesthesia, pain and cutaneous stimulation. J. Physiol. 514 (Pt 2), 609-616.

46 Grip, H., Sundelin, G., Gerdle, B., Stefan Karlsson, J. (2008):Cervical helical axis characteristics and its center of rotation during active head and upper arm movements-comparisons of whiplash-associated disorders, non-specific neck pain and asymptomatic individuals. J. Biomech. 41, 2799-2805.

47 Gross, A., Miller, J., D'Sylva, J., Burnie, S.J., Goldsmith, C.H., Graham, N., Haines, T., Bronfort, G., Hoving, J.L., COG. (2010):Manipulation or mobilisation for neck pain: a Cochrane Review. Man. Ther. 15, 315-333.

48 Gunzelmann, T., Schumacher, J., Brahler, E. (2002):The prevalence of pain in the elderly German population: results of population-based studies with the Giessen Subjective Complaints List (Giessener Beschwerdebogen GBB). Schmerz. 16, 249-254.

49 Haines, T., Gross, A.R., Burnie, S., Goldsmith, C.H., Perry, L., Graham, N., Cervical Overview Group (COG). (2009):A Cochrane review of patient education for neck pain. Spine J. 9, 859-871.

50 Hasenbring, M. (1993):Endurance strategies-a neglected phenomenon in the research and therapy of chronic pain? Schmerz. 7, 304-313.

51 Hasenbring, M.I.,Verbunt, J.A. (2010):Fear-avoidance and endurance-related responses to pain: new models of behavior and their consequences for clinical practice. Clin. J. Pain. 26, 747-753.

52 Hasvold, T.,Johnsen, R. (1993):Headache and neck or shoulder pain--frequent and disabling complaints in the general population. Scand. J. Prim. Health Care. 11, 219-224.

53 Head, H. (1898): Die Sensibilitätsstörungen der Haut bei Viszeralerkrankungen. Berlin: Hirschwald Verlag.

54 Heisel, J. (2005): Physikalische Medizin. Stuttgart: Thieme.

55 Hogg-Johnson, S., van der Velde, G., Carroll, L.J., Holm, L.W., Cassidy, J.D., Guzman, J., Cote, P., Haldeman, S., Ammendolia, C., Carragee, E., Hurwitz, E., Nordin, M., Peloso, P. (2009):The burden and determinants of neck pain in

the general population: results of the Bone and Joint Decade 2000-2010 Task Force on Neck Pain and Its Associated Disorders. J. Manipulative Physiol. Ther. 32, S46-60.

56 Hoving, J.L., de Vet, H.C., Twisk, J.W., Deville, W.L., van der Windt, D., Koes, B.W., Bouter, L.M. (2004):Prognostic factors for neck pain in general practice. Pain. 110, 639-645.

57 Hurwitz, E.L., Carragee, E.J., van der Velde, G., Carroll, L.J., Nordin, M., Guzman, J., Peloso, P.M., Holm, L.W., Cote, P., Hogg-Johnson, S., Cassidy, J.D., Haldeman, S., Bone and Joint Decade 2000-2010 Task Force on Neck Pain and Its Associated Disorders. (2008):Treatment of neck pain: noninvasive interventions: results of the Bone and Joint Zecade 2000-2010 Task Force on Neck Pain and Its Associated Disorders. Spine (Phila Pa. 1976). 33, S123-52.

58 Hurwitz, E.L., Morgenstern, H., Chiao, C. (2005):Effects of recreational physical activity and back exercises on low back pain and psychological distress: findings from the UCLA Low Back Pain Study. Am. J. Public Health. 95, 1817-1824.

59 Irnich, D., Behrens, N., Molzen, H., Konig, A., Gleditsch, J., Krauss, M., Natalis, M., Senn, E., Beyer, A., Schops, P. (2001):Randomised trial of acupuncture compared with conventional massage and "sham" laser acupuncture for treatment of chronic neck pain. BMJ. 322, 1574-1578.

60 Jänig, W. (2005): Grundlagen von Reflextherapien. Berlin: Springer;s. bes. S. 1-104.

61 Javanshir, K., Ortega-Santiago, R., Mohseni-Bandpei, M.A., Miangolarra-Page, J.C., Fernandez-de-Las-Penas, C. (2010):Exploration of somatosensory impairments in subjects with mechanical idiopathic neck pain: a preliminary study. J. Manipulative Physiol. Ther. 33, 493-499.

62 Jensen, I.,Harms-Ringdahl, K. (2007):Strategies for prevention and management of musculoskeletal conditions. Neck pain. Best Pract. Res. Clin. Rheumatol. 21, 93-108.

63 Johnston, V., Jull, G., Souvlis, T., Jimmieson, N.L. (2008):Neck movement and muscle activity characteristics in female office workers with neck pain. Spine (Phila Pa. 1976). 33, 555-563.

64 Karjalainen, K., Malmivaara, A., van Tulder, M., Roine, R., Jauhiainen, M., Hurri, H., Koes, B. (2003):Multidisciplinary biopsychosocial rehabilitation for

neck and shoulder pain among working age adults. Cochrane Database Syst. Rev. (2), CD002194.

65 Karlberg, M., Persson, L., Magnusson, M. (1995):Impaired postural control in patients with cervico-brachial pain. Acta Otolaryngol. Suppl. 520 Pt 2, 440-442.

66 Keller, S.D., Bayliss, M.S., Ware, J.E.,Jr, Hsu, M.A., Damiano, A.M., Goss, T.F. (1997):Comparison of responses to SF-36 Health Survey questions with one-week and four-week recall periods. Health Serv. Res. 32, 367-384.

67 Kibler, M. (1953): Segmenttherapie. 2. Auflage . Stuttgart: Hippokrates.

68 Kim, J.I., Lee, M.S., Lee, D.H., Boddy, K., Ernst, E. (2009):Cupping for Treating Pain: A Systematic Review. Evid Based. Complement. Alternat Med. doi:10.1093/ecam/nep035.

69 Kohlrausch, W. (1959): Reflexzonenmassage in Muskulatur und Bindegewebe. Stuttgart: Hippokrates.

70 Kose, A.A., Karabagli, Y., Cetin, C. (2006):An unusual cause of burns due to cupping: complication of a folk medicine remedy. Burns. 32, 126-127.

71 Kröner-Herwig, B. (2007): Schmerz - eine Gegenstandsbeschreibung. 6. Auflage . Heidelberg: Springer Medizin Verlag;s. bes. S. 7-19.

72 Kulahci, Y., Sever, C., Sahin, C., Evinc, R. (2011):Burn caused by cupping therapy. J. Burn Care. Res. 32, e31.

73 Kwong, K.K., Kloetzer, L., Wong, K.K., Ren, J.Q., Kuo, B., Jiang, Y., Chen, Y.I., Chan, S.T., Young, G.S., Wong, S.T. (2009):Bioluminescence imaging of heme oxygenase-1 upregulation in the Gua Sha procedure. J. Vis. Exp. (30), pii: 1385. doi, 10.3791/1385.

74 La Touche, R., Fernandez-de-Las-Penas, C., Fernandez-Carnero, J., Diaz-Parreno, S., Paris-Alemany, A., Arendt-Nielsen, L. (2010):Bilateral mechanical-pain sensitivity over the trigeminal region in patients with chronic mechanical neck pain. J. Pain. 11, 256-263.

75 Langevin, H.M.,Sherman, K.J. (2007):Pathophysiological model for chronic low back pain integrating connective tissue and nervous system mechanisms. Med. Hypotheses. 68, 74-80.

76 Langevin, H.M., Stevens-Tuttle, D., Fox, J.R., Badger, G.J., Bouffard, N.A., Krag, M.H., Wu, J., Henry, S.M. (2009):Ultrasound evidence of altered lumbar

connective tissue structure in human subjects with chronic low back pain. BMC Musculoskelet. Disord. 10, 151.

77 Langevin, P., Lowcock, J., Weber, J., Nolan, M., Gross, A.R., Peloso, P.M., Roberts, J., Graham, N., Goldsmith, C.H., Burnie, S.J., Haines, T., Cervical Overview Group. (2011):Botulinum toxin intramuscular injections for neck pain: a systematic review and metaanalysis. J. Rheumatol. 38, 203-214.

78 Larsson, R., Oberg, P.A., Larsson, S.E. (1999):Changes of trapezius muscle blood flow and electromyography in chronic neck pain due to trapezius myalgia. Pain. 79, 45-50.

79 Le Bars, D. (2002):The whole body receptive field of dorsal horn multireceptive neurones. Brain Res. Brain Res. Rev. 40, 29-44.

80 LeBars, D.,Cadden, S.W. (2007): What is a wide-dynamic-range cell? St. Louis: Elsevier;s. bes. S. 331-338.

81 Lee, H.J., Park, N.H., Yun, H.J., Kim, S., Jo, D.Y. (2008):Cupping therapy-induced iron deficiency anemia in a healthy man. Am. J. Med. 121, e5-6.

82 Lee, M.S., Kim, J.I., Kong, J.C., Lee, D.H., Shin, B.C. (2010):Developing and validating a sham cupping device. Acupunct. Med. 28, 200-204.

83 Lethem, J., Slade, P.D., Troup, J.D., Bentley, G. (1983):Outline of a Fear-Avoidance Model of exaggerated pain perception--I. Behav. Res. Ther. 21, 401-408.

84 Linton, S.J. (2000):A review of psychological risk factors in back and neck pain. Spine (Phila Pa. 1976). 25, 1148-1156.

85 Ludtke, R., Albrecht, U., Stange, R., Uehleke, B. (2006):Brachialgia paraesthetica nocturna can be relieved by "wet cupping"--results of a randomised pilot study. Complement. Ther. Med. 14, 247-253.

86 Lund, I.,Lundeberg, T. (2008):Are minimal, superficial or sham acupuncture procedures acceptable as inert placebo controls? Acupunct.Med. 24, 13-15.

87 MacDermid, J.C., Walton, D.M., Avery, S., Blanchard, A., Etruw, E., McAlpine, C., Goldsmith, C.H. (2009):Measurement properties of the neck disability index: a systematic review. J. Orthop. Sports Phys. Ther. 39, 400-417.

88 Mackenzie, J. (1911): Krankheitszeichen und ihre Auslegung (Übersetzung aus dem Englischen von E. Müller). Würzburg: C. Kabisch Verlag.

89 Mansilla-Ferragut, P., Fernandez-de-Las Penas, C., Alburquerque-Sendin, F., Cleland, J.A., Bosca-Gandia, J.J. (2009):Immediate effects of atlanto-occipital

joint manipulation on active mouth opening and pressure pain sensitivity in women with mechanical neck pain. J. Manipulative Physiol. Ther. 32, 101-106.

90 Matejka, R. (2009): Ausleitende Therapieverfahren: Methoden und praktische Anwendung. 3. Auflage. München: Urban & Fischer Verlag.

91 Matejka, R.,Haberauer, N. (2001): Die neue Aschner-Fibel: Ausleitende Verfahren für die Praxis. Haug-Verlag.

92 Mayring, P. (2008): Qualitative Inhaltsanalyse. Grundlagen und Techniken. 10. Auflage. Weinheim und Basel: Beltz.

93 McLean, S.M., May, S., Klaber-Moffett, J., Sharp, D.M., Gardiner, E. (2010):Risk factors for the onset of non-specific neck pain: a systematic review. J. Epidemiol. Community Health. 64, 565-572.

94 Melchart, D., Brenke, R., Dobos, G.J., Gaisbauer, M., Saller, R. (2002): Naturheilverfahren -Leitfaden für die ärztliche Aus-, Fort- und Weiterbildung. Stuttgart: Schattauer.

95 Merskey, H.,Bogduk, N. (1994): Classification of Chronic Pain: Description Of Chronic Pain Syndromes and Definitions of Pain Terms. 2. Auflage. Seattle: IASP Press.

96 Michalsen, A., Bock, S., Ludtke, R., Rampp, T., Baecker, M., Bachmann, J., Langhorst, J., Musial, F., Dobos, G.J. (2009):Effects of traditional cupping therapy in patients with carpal tunnel syndrome: a randomized controlled trial. J. Pain. 10, 601-608.

97 Miller, J., Gross, A., D'Sylva, J., Burnie, S.J., Goldsmith, C.H., Graham, N., Haines, T., Bronfort, G., Hoving, J.L. (2010):Manual therapy and exercise for neck pain: a systematic review. Man. Ther. 15, 334-354.

98 Moseley, G.L. (2008):I can't find it! Distorted body image and tactile dysfunction in patients with chronic back pain. Pain. 140, 239-243.

99 Moseley, G.L., Nicholas, M.K., Hodges, P.W. (2004):Does anticipation of back pain predispose to back trouble? Brain. 127, 2339-2347.

100 Moseley, G.L.,Wiech, K. (2009):The effect of tactile discrimination training is enhanced when patients watch the reflected image of their unaffected limb during training. Pain. 144, 314-319.

101 Müller, I.W. (1993): Humoralmedizin: physiologische, pathologische und therapeutische Heilkunst. Heidelberg: Haug-Verlag.

102 Müller-Busch, H.C. (2007): Kulturgeschichtliche Bedeutung des Schmerzes. 6. Auflage. Heidelberg: Springer Medizin Verlag;s. bes. S. 151-167.

103 Musial, F., Michalsen, A., Dobos, G. (2008):Functional chronic pain syndromes and naturopathic treatments: neurobiological foundations. Forsch. Komplementmed. 15, 97-103.

104 Nascimento, C.G.,Branco, L.G. (2009):Antinociception synergy between the peripheral and spinal sites of the heme oxygenase-carbon monoxide pathway. Braz. J. Med. Biol. Res. 42, 141-147.

105 Nascimento, C.G.,Branco, L.G. (2007):Role of the peripheral heme oxygenase-carbon monoxide pathway on the nociceptive response of rats to the formalin test: evidence for a cGMP signaling pathway. Eur. J. Pharmacol. 556, 55-61.

106 Okada, E., Matsumoto, M., Ichihara, D., Chiba, K., Toyama, Y., Fujiwara, H., Momoshima, S., Nishiwaki, Y., Hashimoto, T., Ogawa, J., Watanabe, M., Takahata, T. (2009):Does the sagittal alignment of the cervical spine have an impact on disk degeneration? Minimum 10-year follow-up of asymptomatic volunteers. Eur. Spine J. 18, 1644-1651.

107 Paulus, I.,Brumagne, S. (2008):Altered interpretation of neck proprioceptive signals in persons with subclinical recurrent neck pain. J. Rehabil. Med. 40, 426-432.

108 Peloso, P., Gross, A., Haines, T., Trinh, K., Goldsmith, C.H., Burnie, S., Cervical Overview Group. (2007):Medicinal and injection therapies for mechanical neck disorders. Cochrane Database Syst. Rev. (3), CD000319.

109 Persson, A.L., Brogardh, C., Sjolund, B.H. (2004):Tender or not tender: test-retest repeatability of pressure pain thresholds in the trapezius and deltoid muscles of healthy women. J. Rehabil. Med. 36, 17-27.

110 Peter, L. (1986):Necrotizing circumscribed scleroderma after cupping therapy in arterial occlusion. Z. Hautkr. 61, 953-957.

111 Pfingsten, M. (2005): Psychologische Faktoren. München: Urban und Fischer Verlag;s. bes. S. 26-40.

112 Philadelphia Panel. (2001):Philadelphia Panel evidence-based clinical practice guidelines on selected rehabilitation interventions for neck pain. Phys. Ther. 81, 1701-1717.

113   Pinsault, N., Vuillerme, N., Pavan, P. (2008):Cervicocephalic relocation test to the neutral head position: assessment in bilateral labyrinthine-defective and chronic, nontraumatic neck pain patients. Arch. Phys. Med. Rehabil. 89, 2375-2378.

114   Revel, M., Minguet, M., Gregoy, P., Vaillant, J., Manuel, J.L. (1994):Changes in cervicocephalic kinesthesia after a proprioceptive rehabilitation program in patients with neck pain: a randomized controlled study. Arch. Phys. Med. Rehabil. 75, 895-899.

115   Röhricht, F. (2009a): Ansätze und Methoden zur Untersuchung des Körpererlebens – eine Übersicht. Stuttgart: Schattauer;s. bes. S. 35-52.

116   Röhricht, F. (2009b): Das Körperbild im Spannungsfeld von Sprache und Erleben – terminologische Überlegungen. Stuttgart: Schattauer;s. bes. S. 25-34.

117   Rolke, R., Baron, R., Maier, C., Tolle, T.R., Treede, R.D., Beyer, A., Binder, A., Birbaumer, N., Birklein, F., Botefur, I.C., Braune, S., Flor, H., Huge, V., Klug, R., Landwehrmeyer, G.B., Magerl, W., Maihofner, C., Rolko, C., Schaub, C., Scherens, A., Sprenger, T., Valet, M., Wasserka, B. (2006a):Quantitative sensory testing in the German Research Network on Neuropathic Pain (DFNS): standardized protocol and reference values. Pain. 123, 231-243.

118   Rolke, R., Magerl, W., Campbell, K.A., Schalber, C., Caspari, S., Birklein, F., Treede, R.D. (2006b):Quantitative sensory testing: a comprehensive protocol for clinical trials. Eur. J. Pain. 10, 77-88.

119   Rosendal, L., Larsson, B., Kristiansen, J., Peolsson, M., Sogaard, K., Kjaer, M., Sorensen, J., Gerdle, B. (2004):Increase in muscle nociceptive substances and anaerobic metabolism in patients with trapezius myalgia: microdialysis in rest and during exercise. Pain. 112, 324-334.

120   Rosenzweig, S., Greeson, J.M., Reibel, D.K., Green, J.S., Jasser, S.A., Beasley, D. (2010):Mindfulness-based stress reduction for chronic pain conditions: variation in treatment outcomes and role of home meditation practice. J. Psychosom. Res. 68, 29-36.

121   Sagi, A., Ben-Meir, P., Bibi, C. (1988):Burn hazard from cupping--an ancient universal medication still in practice. Burns Incl. Therm. Inj. 14, 323-325.

122   Sato, A. (1997):Neural mechanisms of autonomic responses elicited by somatic sensory stimulation. Neurosci. Behav. Physiol. 27, 610-621.

123 Schade, H. (1921):Die Bedeutung der Kolloide im menschlichen Körper. Munch.Med.Wochenschr. 5, 144.

124 Schiltenwolf, M.,Henningsen, P. (2006): Muskuloskelettale Schmerzen, Diagnostizieren und Therapieren nach biopsychosozialem Konzept. Köln: Deutscher Ärzte-Verlag.

125 Schleip, R. (2003a):Fascial plasticity – a new neurobiological explanation. Part 1. Journal of Bodywork and Movement Therapies. 7, 11-19.

126 Schleip, R. (2003b):Fascial plasticity – a new neurobiological explanation. Part 2. Journal of Bodywork and Movement Therapies. 7, 104-116.

127 Schleip, R., Naylor, I.L., Ursu, D., Melzer, W., Zorn, A., Wilke, H.J., Lehmann-Horn, F., Klingler, W. (2006):Passive muscle stiffness may be influenced by active contractility of intramuscular connective tissue. Med. Hypotheses. 66, 66-71.

128 Schockert, T. (2009):Observations on cupping. High toxin concentration in blood from cupping. MMW Fortschr. Med. 151, 20.

129 Schwoebel, J., Coslett, H.B., Bradt, J., Friedman, R., Dileo, C. (2002):Pain and the body schema: effects of pain severity on mental representations of movement. Neurology. 59, 775-777.

130 Schwoebel, J., Friedman, R., Duda, N., Coslett, H.B. (2001):Pain and the body schema: evidence for peripheral effects on mental representations of movement. Brain. 124, 2098-2104.

131 Scott, D., Jull, G., Sterling, M. (2005):Widespread sensory hypersensitivity is a feature of chronic whiplash-associated disorder but not chronic idiopathic neck pain. Clin. J. Pain. 21, 175-181.

132 Shah, J.P., Phillips, T.M., Danoff, J.V., Gerber, L.H. (2005):An in vivo microanalytical technique for measuring the local biochemical milieu of human skeletal muscle. J. Appl. Physiol. 99, 1977-1984.

133 Sherman, K.J., Cherkin, D.C., Hawkes, R.J., Miglioretti, D.L., Deyo, R.A. (2009):Randomized trial of therapeutic massage for chronic neck pain. Clin. J. Pain. 25, 233-238.

134 Shmueli, A.,Shuval, J. (2007):Are users of complementary and alternative medicine sicker than non-users? Evid Based. Complement. Alternat Med. 4, 251-255.

135 Siivola, S.M., Levoska, S., Latvala, K., Hoskio, E., Vanharanta, H., Keinanen-Kiukaanniemi, S. (2004):Predictive factors for neck and shoulder pain: a longitudinal study in young adults. Spine (Phila Pa. 1976). 29, 1662-1669.

136 Skov, T., Borg, V., Orhede, E. (1996):Psychosocial and physical risk factors for musculoskeletal disorders of the neck, shoulders, and lower back in salespeople. Occup. Environ. Med. 53, 351-356.

137 Soares, M.P., Marguti, I., Cunha, A., Larsen, R. (2009):Immunoregulatory effects of HO-1: how does it work? Curr. Opin. Pharmacol. 9, 482-489.

138 Sohn, I.S., Jin, E.S., Cho, J.M., Kim, C.J., Bae, J.H., Moon, J.Y., Lee, S.H., Kim, M.J. (2008):Bloodletting-induced cardiomyopathy: reversible cardiac hypertrophy in severe chronic anaemia from long-term bloodletting with cupping. Eur. J. Echocardiogr. 9, 585-586.

139 Statistisches Bundesamt. (2010): Krankheitskosten. Fachserie 12 Reihe 7.2 - 2002, 2004, 2006 und 2008. Wiesbaden.

140 Strom, V., Roe, C., Knardahl, S. (2009):Work-induced pain, trapezius blood flux, and muscle activity in workers with chronic shoulder and neck pain. Pain. 144, 147-155.

141 Teirich-Leube, H. (1990): Grundriss der Bindegewebsmassage. 12. Auflage. Stuttgart: Urban & Fischer Verlag.

142 Tham, L.M., Lee, H.P., Lu, C. (2006):Cupping: from a biomechanical perspective. J. Biomech. 39, 2183-2193.

143 The University of Adelaide. Corpus Hippocraticum. Translation by Francis Adams. http://ebooks.adelaide.edu.au/h/hippocrates// .

144 Treede, R.D., Rolke, R., Andrews, K., Magerl, W. (2002):Pain elicited by blunt pressure: neurobiological basis and clinical relevance. Pain. 98, 235-240.

145 Trinh, K., Graham, N., Gross, A., Goldsmith, C., Wang, E., Cameron, I., Kay, T. (2007):Acupuncture for neck disorders. Spine (Phila Pa. 1976). 32, 236-243.

146 van der Velde, G., Beaton, D., Hogg-Johnston, S., Hurwitz, E., Tennant, A. (2009):Rasch analysis provides new insights into the measurement properties of the neck disability index. Arthritis Rheum. 61, 544-551.

147 Vernon, H., Humphreys, B.K., Hagino, C. (2006):The outcome of control groups in clinical trials of conservative treatments for chronic mechanical neck pain: a systematic review. BMC Musculoskelet. Disord. 7, 58.

148 Vernon, H.,Mior, S. (1991):The Neck Disability Index: a study of reliability and validity. J. Manipulative Physiol. Ther. 14, 409-415.

149 Vlaeyen, J.W.,Linton, S.J. (2000):Fear-avoidance and its consequences in chronic musculoskeletal pain: a state of the art. Pain. 85, 317-332.

150 Vogt, L., Segieth, C., Banzer, W., Himmelreich, H. (2007):Movement behaviour in patients with chronic neck pain. Physiother. Res. Int. 12, 206-212.

151 Wahlstrom, J., Hagberg, M., Johnson, P.W., Svensson, J., Rempel, D. (2002):Influence of time pressure and verbal provocation on physiological and psychological reactions during work with a computer mouse. Eur. J. Appl. Physiol. 87, 257-263.

152 Wand, B.M., Parkitny, L., O'Connell, N.E., Luomajoki, H., McAuley, J.H., Thacker, M., Moseley, G.L. (2011):Cortical changes in chronic low back pain: current state of the art and implications for clinical practice. Man. Ther. 16, 15-20.

153 Weng, Y.M.,Hsiao, C.T. (2008):Acquired hemophilia A associated with therapeutic cupping. Am. J. Emerg. Med. 26, 970.e1-970.e2.

154 White, A.R.,Ernst, E. (1999):A systematic review of randomized controlled trials of acupuncture for neck pain. Rheumatology (Oxford). 38, 143-147.

155 Williams, P.E.,Goldspink, G. (1984):Connective tissue changes in immobilised muscle. J. Anat. 138 (Pt 2), 343-350.

156 Woodhouse, A.,Vasseljen, O. (2008):Altered motor control patterns in whiplash and chronic neck pain. BMC Musculoskelet. Disord. 9, 90.

157 Ylinen, J. (2007):Physical exercises and functional rehabilitation for the management of chronic neck pain. Eura Medicophys. 43, 119-132.

158 Ylinen, J., Nykanen, M., Kautiainen, H., Hakkinen, A. (2007):Evaluation of repeatability of pressure algometry on the neck muscles for clinical use. Man. Ther. 12, 192-197.

159 Ylinen, J., Salo, P., Nykanen, M., Kautiainen, H., Hakkinen, A. (2004):Decreased isometric neck strength in women with chronic neck pain and the repeatability of neck strength measurements. Arch. Phys. Med. Rehabil. 85, 1303-1308.

160 Young, B.A., Walker, M.J., Strunce, J.B., Boyles, R.E., Whitman, J.M., Childs, J.D. (2009):Responsiveness of the Neck Disability Index in patients with mechanical neck disorders. Spine J. 9, 802-808.

8. Anhang

8.1. Abkürzungsverzeichnis

ADJ	Umgebung des Schmerzgebietes, von adjacent (engl. benachbart)
BluS	Studie zum Blutigen Schröpfen
BS	Behandlungsgruppe der Studie zum Blutigen Schröpfen
HWS	Halswirbelsäule
KG_BS	Wartekontrollgruppe der Studie zum Blutigen Schröpfen
KG_TS	Wartekontrollgruppe der Studie zum Trockenen Schröpfen
MAX	Schmerzmaximum
MCC	Minimum Clinical Change (minimal relevante klinische Veränderung)
MDT	Mechanical Detection Threshold (Mechanische Detektionsschwelle)
NDI	Neck Disability Index (Beeinträchtigungen durch Nackenschmerzen)
NRS	Numeric Rating Scale (Numerische Rating Skala)
PPT	Pressure Pain Threshold (Druckschmerzschwelle)
PRTM	Pain-Related-To-Motion (Bewegungsschmerz)
SF-36	Short Form 36 Health Survey
T1	Tag der Prä-Messung
T2	Tag der Post-Messung
TroS	Studie zum Trockenen Schröpfen
TS	Behandlungsgruppe der Studie zum Trockenen Schröpfen
VAS	Visuelle Analogskala
VDT	Vibration Detection Threshold (Vibrationsdetektionsschwelle)

8.2. Abbildungsverzeichnis

Abbildung 1: Überblick über die Befunde zu chronischen Nackenschmerzen 12
Abbildung 2: Szene in einem Badehaus. .... **Fehler! Textmarke nicht definiert.**
Abbildung 3: Studiendesigns 27
Abbildung 4: Vorlage für die Körperschemazeichnung. 33
Abbildung 5: CONSORT Flowchart der Studien 46
Abbildung 6: Verlauf der VAS 48
Abbildung 7: Verlauf im Schmerztagebuch 49
Abbildung 8: Verlauf im Schmerztagebuch 49
Abbildung 9: Verlauf der PRTM 52
Abbildung 10: Verlauf des NDI 53
Abbildung 11: Verlauf der Körperlichen Lebensqualität (SF-36) 54
Abbildung 12: Verlauf der Psychischen Lebensqualität (SF-36) 54
Abbildung 13: Verlauf der Körperlichen Funktionsfähigkeit (SF-36) 55
Abbildung 14: Verlauf der Körperlichen Schmerzen (SF-36) 55
Abbildung 15: Verlauf von Vitalität, Sozialer Funktionsfähigkeit und Psychischem Wohlbefinden (SF-36) 56
Abbildung 16: Verlauf der PPT im Schmerzmaximum (MAX) 62
Abbildung 17: Verlauf der PPT in der Umgebung des Schmerzes (ADJ) 62
Abbildung 18: Verlauf der PPT an Hand (HAND) und Fuß (FUSS) 63
Abbildung 19: Körperschemazeichnungen zweier ausgewählter Probanden 64
Abbildung 20: Körperschemazeichnungen zweier ausgewählter Probanden. 64

8.3. Tabellenverzeichnis

Tabelle 1: Skalen des SF-36 29
Tabelle 2: Übersicht über die Messzeitpunkte. 34
Tabelle 3: Baselinecharakteristika (Soziodemographie, klinische Daten) 43
Tabelle 4: Baselinecharakteristika (Fragebögen). 44
Tabelle 5: Fragebogenwerte *BluS* zu T1, T2 und geschätzte Gruppenunterschiede zu T2 47
Tabelle 6: Fragebogenwerte *TroS* zu T1, T2 und geschätzte Gruppenunterschiede zu T2 47
Tabelle 7: Post hoc Analyse des Schmerztagebuches für *BluS*. 50
Tabelle 8: Post hoc Analyse des Schmerztagebuches für TroS. 50

Tabelle 9: Veränderung des Gesundheitszustandes. 57
Tabelle 10: Behandlungszufriedenheit 58
Tabelle 11: MDT, VDT, PPT zu T1 und T2 sowie die geschätzte Differenz zu T2 in
  BluS. 61
Tabelle 12: MDT, VDT, PPT zu T1 und T2 sowie die geschätzte Differenz zu T2 in
  TroS. 61
Tabelle 13: Zusammenfassung der signifikanten Ergebnisse 73

8.4. Leitfaden qualitatives Interview

Begrüßung und Einleitung

Dieses Interview ist Teil der Studie „Blutiges Schröpfen bei Nackenschmerzen". Im Mittelpunkt des Interviews stehen die Wahrnehmung des Körpers sowie die Frage, ob sich diese Wahrnehmung durch Schröpfen beeinflussen lässt.

Das Interview wird voraussichtlich nicht mehr als 30 Minuten dauern. Wie bereits besprochen, wird das Gespräch auf Band aufgezeichnet, später abgeschrieben, anonymisiert und dann ausgewertet. Ihre Aussagen werden selbstverständlich streng vertraulich und anonym behandelt.

Im Projekt wird ein Bericht erstellt, in dem die Auswertung aller Interviews zusammengefasst wird. Enthalten sind in dem Bericht auch anonymisierte Zitate aus den Interviews. Der Bericht wird ca. ein halbes Jahr nach Abschluss der Studie vorliegen.

Haben Sie dazu Fragen?

Dann lassen Sie uns mit dem Interview beginnen.

Leitfaden Körperschema

Erzählaufforderung

Zeichnung aktuell	Mögliche Nachfragen
Ich möchte Sie bitten, sich Ihre Zeichnung anzuschauen [zweite Zeichnung vorlegen]. Erzählen Sie mir bitte etwas darüber, was Sie gezeichnet haben und was das für Sie bedeutet. Sie können sich dafür gerne so viel Zeit nehmen, wie Sie möchten, auch für Einzelheiten, denn für mich ist alles das interessant, was für Sie wichtig ist.	
Erzählen Sie mir bitte darüber, was Sie gezeichnet haben!	Erzählen Sie mir bitte etwas darüber, wie Sie den schmerzhaften Bereich gezeichnet haben.
	Was bedeutet es für Sie, wenn Sie Bereiche des Körpers ausgelassen haben?
	Wie nehmen Sie diesen Bereich wahr, den Sie ausgelassen haben?
	Mir fällt auf, dass Sie diesen Bereich [Bereich benennen] besonders hervorgehoben haben. Was bedeutet das für Sie?
	Können Sie genau beschreiben, was Sie in diesem Bereich [Bereich benennen] wahrnehmen?
Inwieweit entspricht das, was Sie gezeichnet haben Ihrem Körpergefühl?	Wo gibt es Unterschiede zwischen Ihrer Zeichnung und Ihrem tatsächlichen Körpergefühl?
	Woran liegt es, dass Sie Ihr Körpergefühl nicht in die Zeichnung übertragen konnten?

Leitfaden Körperschema

Körperwahrnehmung aktuell	Mögliche Nachfragen
Nun würde ich Ihnen gerne ein paar Fragen darüber stellen, wie Sie Ihren Körper wahrnehmen. Zu einigen Fragen haben Sie schon (einiges/etwas) erzählt, vielleicht möchten Sie das Gesagte noch vertiefen.	
Wie nehmen Sie Ihren Körper wahr?	Wie nehmen Sie diesen Bereich [Bereich benennen] wahr?
	Wie nehmen Sie den schmerzhaften Bereich wahr?
	Wie unterscheidet sich der schmerzhafte Bereich vom restlichen Körper?
	Welchen Zusammenhang sehen Sie zwischen Körpergefühl und Schmerz?
In wie weit können Sie Unterschiede wahrnehmen zwischen dem, wie Ihr Körper aussieht und wie er sich anfühlt?	Welche Bereiche fühlen sich anders an, als sie aussehen?
	Spüren Sie Unterschiede bezüglich Form oder Größe?
	Wie erklären Sie sich diese Unterschiede?
Wann oder wodurch verändert sich Ihr Körpergefühl?	Wovon ist das aktuelle Körpergefühl Ihrer Meinung nach abhängig?
	Unter welchen Umständen fühlt sich der Körper anders an?
Welche Gefühle verbinden Sie mit dem schmerzhaften Bereich?	Wie unterscheiden sich Ihre Gefühle gegenüber dem schmerzhaften Bereich von den Gefühlen Ihrem restlichen Körper gegenüber?
Inwieweit werden Sie durch das Körpergefühl im schmerzhaften Bereich oder durch die Gefühle, die damit verbunden sind, im täglichen Leben beeinflusst?	

Leitfaden Körperschema

Zeichnung erster Termin	Mögliche Nachfragen
Ich möchte Sie nun bitten, sich die Zeichnung anzuschauen, die Sie vor einigen Wochen angefertigt haben [erste Zeichnung vorlegen]. Erzählen Sie mir bitte auch hier etwas darüber, was Sie gezeichnet haben und was das für Sie bedeutet.	
Nun erzählen Sie mir bitte darüber, was Sie am ersten Termin gezeichnet haben!	Erzählen Sie mir bitte etwas darüber, wie Sie den schmerzhaften Bereich gezeichnet haben.
	Können Sie sich erinnern, was Sie in diesem Bereich [Bereich benennen] wahrgenommen haben?
Was bedeuten die Unterschiede zwischen den beiden Zeichnungen für Sie?	In wie fern hängen die Unterschiede zwischen den Zeichnungen mit Unterschieden in der Körperwahrnehmung zusammen?

Leitfaden Körperschema

Körpergefühl erster Termin	Mögliche Nachfragen
Nun geht es darum, wie Sie ihren Körper beim letzten Termin wahrgenommen haben. Zu einigen Fragen haben Sie schon (einiges/etwas) erzählt, vielleicht möchten Sie das Gesagte noch vertiefen.	
Und wie haben Sie Ihren Körper zu diesem Zeitpunkt wahrgenommen?	Wie haben Sie den schmerzhaften Bereich wahrgenommen?
	Wie unterschied sich der schmerzhafte Bereich vom restlichen Körper?
	Inwieweit gab es Unterschiede, wie Ihr Körper aussah und wie er sich zu diesem Zeitpunkt angefühlt hat?
Welche Unterschiede in der Körperwahrnehmung zwischen dem letzten Termin und heute sind Ihnen aufgefallen?	Welchen Zusammenhang sehen Sie zwischen Veränderungen der Schmerzen und Veränderungen des Körpergefühls vom letzten Termin bis jetzt?
Welche Gefühle verbanden Sie beim ersten Termin mit dem schmerzhaften Bereich?	Wie unterscheiden sich Ihre Gefühle jetzt und damals?
Inwieweit wurden Sie durch die Körperwahrnehmung im schmerzhaften Bereich oder durch die Gefühle, die damit verbunden waren, im täglichen Leben beeinflusst?	Wie unterscheidet sich Ihr tägliches Leben jetzt und damals?

Leitfaden Körperschema

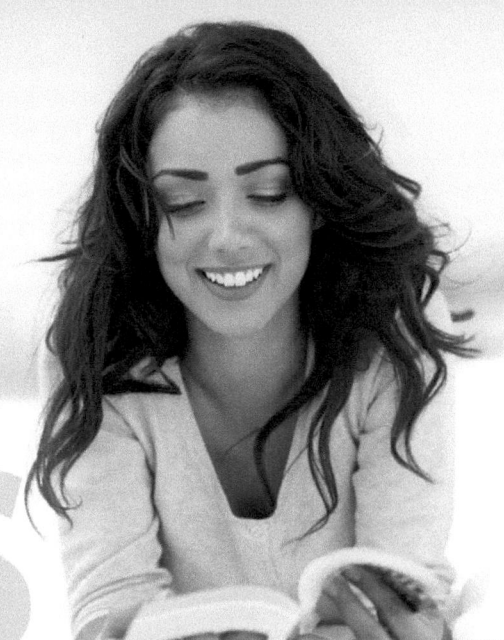

yes
i want morebooks!

Buy your books fast and straightforward online - at one of world's fastest growing online book stores! Environmentally sound due to Print-on-Demand technologies.

Buy your books online at
www.get-morebooks.com

Kaufen Sie Ihre Bücher schnell und unkompliziert online – auf einer der am schnellsten wachsenden Buchhandelsplattformen weltweit! Dank Print-On-Demand umwelt- und ressourcenschonend produziert.

Bücher schneller online kaufen
www.morebooks.de

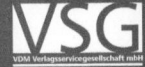

VDM Verlagsservicegesellschaft mbH
Heinrich-Böcking-Str. 6-8 Telefon: +49 681 3720 174 info@vdm-vsg.de
D - 66121 Saarbrücken Telefax: +49 681 3720 1749 www.vdm-vsg.de

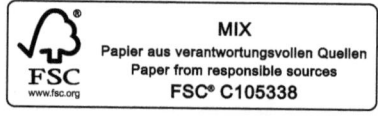

Printed by Books on Demand GmbH, Norderstedt / Germany